Ganesh Mengal
Ragini Sanaye
Jyoti Nadgere

Sobredentaduras

Ganesh Mengal
Ragini Sanaye
Jyoti Nadgere

Sobredentaduras

ScienciaScripts

Imprint

Cover image: www.ingimage.com

This book is a translation from the original published under ISBN 978-620-8-41649-2.

Publisher:
Sciencia Scripts
is a trademark of
Dodo Books Indian Ocean Ltd. and OmniScriptum S.R.L publishing group

120 High Road, East Finchley, London, N2 9ED, United Kingdom
Str. Armeneasca 28/1, office 1, Chisinau MD-2012, Republic of Moldova, Europe
Managing Directors: Ieva Konstantinova, Victoria Ursu
info@omniscriptum.com

Printed at: see last page
ISBN: 978-620-8-54036-4

Índice

INTRODUÇÃO

A prótese preventiva enfatiza a importância de qualquer procedimento que possa atrasar ou eliminar futuros problemas de prótese. A sobredentadura é um método lógico que o dentista pode utilizar na prostodontia preventiva.

O tratamento de sobredentadura é uma noção que excluía a inevitabilidade de "plásticos flutuantes" em bocas desdentadas. Sempre constituiu um recurso sensato e prudente para os dentistas e numerosos pacientes beneficiaram dele.

O conceito de sobredentadura está longe de ser novo. Foi há quase 150 anos que Ledger (1856) encorajou a ideia de deixar raízes de dentes naturais para suportar uma prótese completa.[1]

Hoje em dia, com a ênfase na prótese preventiva, o uso de sobredentaduras é agora uma alternativa viável para a maioria dos planos de tratamento delineados na construção de próteses para pacientes com alguns dentes remanescentes.

No passado, quando os pacientes se apresentavam como candidatos a uma prótese com dentes muito degradados, com envolvimento periodontal ou sem capacidade financeira para suportar um tratamento de restauração extenso, talvez fossem extraídos dentes que poderiam ter sido retidos em circunstâncias mais favoráveis. Isto, naturalmente, levou à dentadura completa com todas as suas armadilhas. A primeira prótese era normalmente satisfatória, mas com o passar dos anos e com cada prótese subsequente, os pacientes tornaram-se mais intolerantes à sua prótese. A reabsorção do osso iniciou um ciclo viscoso de uma prótese mal ajustada, causando inflamação, que por sua vez aumentou o processo de reabsorção, criando uma base ainda mais instável, repetindo todo o processo mais uma vez. A reabsorção do osso basal, associada a um declínio da função neuromuscular do doente, devido à diminuição da resposta proprioceptiva resultante da perda de dentes, acabou por levar à falência da prótese.[2]

Mas atualmente estes problemas podem ser ultrapassados com a ajuda da sobredentadura. Proporciona uma melhor função do que a prótese completa convencional suportada por tecidos através de uma variedade de parâmetros, tais como uma melhor eficiência mastigatória, preservação da resposta proprioceptiva, melhor suporte e retenção da estabilidade, excelência estética, menos trauma para os tecidos de suporte[2].

REVISÃO DA LITERATURA

A ideia de deixar as raízes dos dentes naturais para suportar uma sobredentadura está longe de ser nova, já em 1856, Ledger[1] tinha descrito uma prótese semelhante a uma sobredentadura. As suas restaurações eram referidas como placas cobrindo presas e 5 anos mais tarde Atkinson publicou um trabalho com o mesmo título.

No seguimento de uma conferência em Connecticut, em 1861, parecia haver uma consciência crescente do valor que essas raízes poderiam ter no suporte de uma dentadura completa. Há também provas que sugerem que as sobredentaduras estavam a ser feitas na Grã-Bretanha por volta de 1870.

Em 1888, Evans[3] tinha descrito um método de utilização de raízes para a retenção de restauros. Em 1896 Essig[4] prescreveu uma coifa do tipo telescópico.

Peeso[5] também estava a utilizar próteses telescópicas removíveis por volta da mesma altura. Em 1913, as construções do tipo barra foram concebidas pelo Dr. Gilmore[6]. A referência de Peeso em 1916 sugere que ele estava interessado principalmente no suporte da dentadura, enquanto Gilmore procurava retenção e estabilidade. A maioria dos sistemas de retenção foram desenvolvidos entre a primeira e a segunda guerras mundiais e, mais tarde, proporcionaram estabilidade de suporte e retenção .

Em 1955, Neil's Brill[7] classificou as próteses que utilizavam os dentes naturais existentes e que, por isso, tinham caraterísticas de prótese parcial removível e de prótese total como "Prótese híbrida". Sugeriu também um dispositivo de retenção simples, como um encaixe de vestido, e recomendou a utilização de coifas esplintadas em conjunto com uma barra de tecido por baixo de uma prótese completa.

Em 1957, Miller[8] apresentou um relatório perante a American Denture Society, que foi publicado em 1958 no Journal of Prosthetic Dentistry. Sugeriu que os dentes são biológicos por natureza, e que os dentes que suportam uma prótese completa podem ser chamados de "estabilizadores biológicos". Durante uma investigação clínica de dez anos sobre a utilização de dentes isolados como suporte para próteses, verificou que os dentes fracos não só se mantinham em posição, como muitos recuperavam um estado mais saudável.

Ele descreveu um procedimento para preparar os dentes como se fosse para a cobertura total da coroa. A principal diferença foi que ele sugeriu que a superfície oclusal normalmente achatada do pilar deveria ser arredondada ou parabólica para permitir que as tensões da oclusão fossem direcionadas ao longo do eixo dos dentes e permitir algum movimento da prótese. Ele sugeriu uma margem de ombro para os pilares. Um colar de retenção da faceta anexado à porção cervical do dedal, que proporcionou a retenção da resina acrílica com a coroa quando a flange labial não é necessária.[8]

Dolder[9] , em 1961, salientou que se os dentes do pilar fossem unidos com uma barra, obter-se-iam excelentes resultados. A barra de Dolder permite uma medida considerável de movimento vertical e rotação em torno do eixo longo da barra. Assim, ajuda na retenção da prótese e protege os pilares ao unir os dentes.

Preiskel[10] 1967, no seu livro sobre attachments de precisão, descreveu vários sistemas de attachments que estavam disponíveis. Acessórios de retenção especiais concebidos por Gerber, Dalbo e outros para coifas de ouro isoladas e Preiskel descreveu as bases de dentadura relacionadas.

Em 1968, Preiskel[11] descreveu uma técnica de moldagem para uma sobredentadura completa. Sugeriu que os melhores resultados são obtidos com uma técnica de moldagem que proporciona uma ligeira deslocação da mucosa de suporte da prótese, mas que não deve ser aplicada qualquer carga no sulco gengival, pelo que os orifícios da moldeira devem ser maiores do que o diâmetro dos dentes pilares.

Em 1969, Morrow[12] R.M. et al destacaram a utilidade da utilização de dentes pilares no suporte de próteses completas. Discutiram as vantagens, indicações, contra-indicações e passos na construção de sobredentaduras. Sugeriram que a distribuição ideal dos pilares é com dois caninos e dois molares por arcada, ou seja, a distribuição retangular, que proporcionaria a máxima estabilidade. Sugeriram também que os pilares fossem restaurados com coifas de ouro e que fosse construída uma base de prótese metálica para proporcionar uma adaptação precisa da coifa do pilar à base da prótese metálica.

Howell[13] , em 1970, relatou um estudo clínico de raízes submersas tratadas endodonticamente, algumas das quais estavam em observação há mais de 10 anos. O objetivo de Howell era a tentativa de preservar o osso alveolar. Ele afirmou que não houve perda aparente de osso neste estudo de longo prazo e, portanto, propôs que esta técnica pode ser utilizada para a preservação óssea sob próteses completas.

Em 1971, Atwood[14] estuda as alterações nas arcadas edêntulas após a extração dos dentes. Tallgren[15] (1969) também estudou a perda óssea alveolar após a extração de dentes e ambos os autores verificaram que o rebordo mandibular reabsorveu quatro vezes mais do que o rebordo alveolar maxilar.

Em 1973, Dodge[15] sugeriu que o problema da sobredentadura poderia ser evitado através da retenção das raízes de dentes chave selecionados. A retenção destas raízes torna possível uma prótese que proporciona apoio, retenção, estabilidade e conforto superiores aos de uma prótese completa. Discutiu três tipos de attachments retentivos e algumas das suas vantagens e desvantagens. Descreveu o acessório de Gerber, o acessório de Rothermann e o acessório de clipe de Baker.

Morrow[16] R.M et al em 1973 descreveram a sobredentadura provisória imediata. Este tipo de sobredentadura permite ao dentista avaliar a resposta dos pilares e dos tecidos de suporte a uma sobredentadura e observar o efeito dos procedimentos de higiene oral corretiva.

Em 1973, Mensor[17] M.C. descreveu o cartão de seleção de

acessórios E.M.. Trata-se de um compêndio dos acessórios e unidades de ligação disponíveis em todo o mundo, que contém 30 pontos de informação para mais de 105 sistemas de acessórios diferentes. Trata-se de um total de mais de 3000 pontos de informação.

Quinlivan[18] descreveu em 1974 um novo acessório chamado Quinlivan snapper, que tem um padrão de fundição de resina em forma de bola para o componente macho e uma tampa de resina pré-fabricada com um O-ring que se encaixa no pino macho em forma de bola.

Lord e Teel [19], em 1974, sugeriram que os dentes demasiado fracos para os pilares das próteses parciais normais poderiam ser adequados para as sobredentaduras. Cortar os dentes até um pouco acima do nível da mucosa tem um efeito dramático na relação raiz-coroa e também facilita o controlo da placa bacteriana.

Pacer[20] em 1975 descobriu que o paciente com sobredentadura podia discriminar melhor as forças oclusais medidas nos níveis mais altos do que os pacientes com dentaduras convencionais. Pacer postulou que durante cargas oclusais leves, a base da sobredentadura provavelmente fazia pouco ou nenhum contacto com os dentes de retenção. Na aplicação de forças oclusais mais pesadas, havia um contacto firme entre a sobredentadura e os dentes retidos.

Em 1975, Warren e Caputo[21] verificaram que o desenho de um dente restaurado com amálgama apresentava a menor quantidade de tensão num estudo fotoelástico da transferência de carga para o osso alveolar para cinco diferentes desenhos de pilares.

Em 1977, Thayer e Caputo[22] verificaram que a barra Dolder apresentava um maior envolvimento da arcada cruzada, do que a âncora Zest e permitia que as forças oclusais fossem partilhadas entre os pilares.

Em 1977, De Franco[23] descreveu vários requisitos, vantagens, desvantagens e várias técnicas de preparação de dentes para servirem de pilares para overdentures. Estas incluíam a modificação e redução simples dos dentes, redução dos dentes e coifa de gesso, terapia endodôntica com tampão de amálgama, terapia endodôntica e coifa de gesso utilizando alguma forma de fixação.

Glenn, Robert, Arnold[24] , em 1977, descreveram uma técnica na qual sugeriram que os dentes hemiseccionados poderiam ser utilizados para suporte de sobredentaduras.

Em 1978, Crum e Rooney[25] efectuaram um estudo para

demonstrar a perda óssea em pacientes com sobredentaduras maxilares e mandibulares e próteses completas. Este estudo clínico de 5 anos mostrou que os pacientes tratados com próteses maxilares completas e sobredentaduras mandibulares demonstraram uma menor perda óssea vertical do que os pacientes com próteses maxilares e mandibulares completas. A redução na altura da parte anterior da mandíbula para o grupo de sobredentadura foi de 0,6 mm, o que representa oito vezes mais perda óssea nos pacientes com próteses completas convencionais.

Em 1979, Thayer e Caputo[26] descobriram que a barra Hader exibia mais força apical do que a barra Dolder e menos força de torção do que o conetor King. Todas as barras de tecido exerceram mais tensão no lado contra-lateral do arco do que os desenhos de pino e convenção. Isto indica que a barra de tecido partilhou as forças oclusais contralateralmente e protegeu o periodonto de forma mais equitativa.

Moghadam e Scandrett [27], em 1979, analisaram a utilização de ímanes implantados e opostos na prótese. Também descreveram uma técnica para a utilização de ímanes implantados nas raízes de dentes tratados endodonticamente para ajudar na retenção da sobredentadura.

Derkson e MacEntee[28] , em 1982, efectuaram um estudo para

observar o efeito terapêutico de um gel de fluoreto estanoso a 0,4% na saúde gengival de um pilar de sobredentadura. Após um período de 6 meses, verificaram uma melhoria significativa das pontuações da medição do fluido crevicular e das pontuações do índice gengival do que com outro gel não fluoretado. As outras variáveis não sofreram alterações significativas.

Parkinson[29] em 1982 sugeriu que as sobredentaduras completas são uma alternativa valiosa à extração e à colocação de próteses convencionais. Os dentes não vitais que são utilizados para estabilidade, retenção, preservação do osso alveolar, propriocepção e apoio psicológico são de importância crucial .

Em 1983, Toolson L.B. e Smith D.E[30], num estudo longitudinal de cinco anos de pacientes tratados com sobredentaduras, concluíram que o flúor gel é um meio eficaz de prevenir cáries recorrentes nos pilares das sobredentaduras retidas. No entanto, registou-se uma perda significativa de tecido aderente entre os 2-5 anos. A satisfação dos pacientes com sobredentaduras manteve-se elevada.

Parel S.M.[31] , em 1983, sugeriu o uso de dentes periodontalmente envolvidos ou estruturalmente sem esperança de serem retidos na fase de reabilitação, para aumentar a estabilidade e a retenção dos pacientes com cancro oral. Resumiu que a prótese final, quer seja temporária ou definitiva, simples ou altamente complexa, o paciente com cancro oral comprometido beneficiará frequentemente do uso de sobredentaduras.

Ullo e Renner [32], em 1984, sugeriram a utilização de um pilar de sobredentadura parcial que pode ajudar a preservar o osso alveolar e a absorver as forças oclusais que, de outra forma, seriam totalmente dissipadas através dos tecidos moles para o osso. A seleção adequada do caso e os critérios de desenho são essenciais para o sucesso.

Renner[33] apresentou em 1990 o conceito de sobredentadura para próteses parciais amovíveis. Sugeriu que a retenção, a estabilidade e o suporte vertical poderiam ser grandemente aumentados pela utilização de raízes retidas por baixo de uma prótese parcial removível. Discutiu várias vantagens, desvantagens e indicações e contra-indicações para as sobredentaduras parciais amovíveis.

Ele afirmou que o estado parcialmente edêntulo é caracterizado pela diminuição do suporte e distribuição desfavorável do suporte para a restauração protética. A recuperação de dentes ou raízes estratégicas na arcada parcialmente desdentada pode alterar substancialmente o prognóstico de toda a dentição e o sucesso das restaurações. Mesmo um único implante osseointegrado pode desempenhar um papel importante numa terapia de prótese parcial removível.

Evans e Koeppen[34], em 1992, sugeriram três técnicas alternativas para a colocação de barras em dentes pilares com raízes divergentes.

1. Técnica de núcleos paralelos em que são colocados núcleos paralelos em pilares individuais.

2. Conjunto de barras interligadas, fabricado em duas peças fundidas e com barra e cavilha.

3. Técnica de núcleo roscado com núcleos de cavilha fundidos que são internamente roscados e roscados.

Kolodney, Holder e Grayin[35] sugeriram, em 1992, um índice fiável para determinar o espaço para fixação, a seleção da fixação e o posicionamento correto de um sistema de fixação. O índice é feito em massa de polivinil siloxano.

Em 1992, Langer Y. e Langer A.[36] sugeriram um desenho para a sobredentadura para prevenir o trauma direto no rebordo residual. Sugeriram que, quando as próteses completas maxilares são opostas por dentes anteriores mandibulares, o desenvolvimento da síndrome da combinação pode ser evitado ou controlado transformando os dentes mandibulares ofensivos em pilares de sobredentadura, removendo-os assim da oclusão direta. A modalidade de sobredentadura também pode ser utilizada para orientar relações inter-arcos anormais numa oclusão ortognática, melhorando assim a função e a estética.

Nelson e Gonten [37], em 1994, sugeriram que o uso de caninos como pilares de sobredentadura pode produzir rebaixos indesejáveis. Se os incisivos laterais maxilares forem usados como pilares de sobredentadura, isso ofereceria suporte vertical à prótese, distribuição favorável de tensão, estética melhorada e preservação da pré-maxila.

Em 2004, Ettinger R, Qian F[38] efectuaram um estudo para identificar a incidência e as causas da perda de dentes em indivíduos que usavam sobredentaduras. Dos 273 indivíduos com 666 pilares, 74 perderam 133 pilares. A causa mais comum de perda de dentes foi a doença periodontal (29,3%), seguida de lesões periapicais (18,8%) e cáries (16,5%). Através de regressão logística, os autores verificaram que os indivíduos que perderam dentes tinham maior probabilidade de ter problemas médicos que pudessem causar lesões dos tecidos moles da mucosa oral, menor probabilidade de usar flúor diariamente e menor probabilidade de regressar para as visitas anuais de recordação. Os autores encontraram 22 fracturas verticais em 17 indivíduos. Os resultados sugerem que, se um dentista recomendar a terapia de sobredentadura, o paciente precisa de ser examinado regularmente para reduzir o risco de cárie e doença periodontal. Além disso, se os pilares estiverem no maxilar e forem opostos por dentes naturais, o dentista deve considerar a utilização de coroas de dedal para reduzir o risco de fracturas verticais.

Em 2006, Stefan Hug[39] et al efectuaram um estudo no qual avaliaram e compararam overdentures combinadas suportadas por implantes e dentes com overdentures suportadas exclusivamente por raízes ou implantes. Concluiu que o conceito de suporte combinado de raiz e implante pode ser integrado no planeamento do tratamento e no desenho da sobredentadura para pacientes com dentição muito reduzida.

Em 2013, Schuch[40] sugeriu que a preservação de dentes para suportar uma sobredentadura fixa é uma alternativa adequada e estável às extracções e às próteses completas. Uma chave para o sucesso é a seleção estratégica de dentes para retenção.

CLASSIFICAÇÃO

As sobredentaduras são classificadas da seguinte forma com base em vários critérios.

- **Com base no mecanismo de apoio :**
  - Sobredentaduras com suporte radicular
  - Sobredentaduras suportadas por implantes

- **Com base no método de preparação do pilar[41]:**
  - Não lidar com a situação
    a) Com tratamento endodôntico
    b) Sem tratamento endodôntico
  - Lidar
    a) Com tratamento endodôntico
    b) Sem tratamento endodôntico
  - Anexos

- **Com base no tipo de sobredentadura[2]:**
  - Sobredentadura imediata
  - Sobredentadura de transição
  - Sobredentadura remota

➢ Pilares não cobertos com tratamento endodôntico[41]:

A maioria dos dentes necessita de tratamento endodôntico devido à falta de espaço interoclusal. Os pilares radiculares selecionados são reduzidos a uma altura coronal de 2-3 mm e depois contornados para uma superfície convexa ou em forma de cúpula. A abertura de acesso ao canal radicular é restaurada com uma restauração de amálgama ou compósito. Esta restauração de amálgama é conhecida como tampão de amálgama.

➢ Pilar não coberto sem tratamento endodôntico[41]:

Este tipo de tratamento é efectuado apenas quando existe espaço interoclusal suficiente. A polpa deve ter recuado o suficiente para que os dentes reduzidos não sejam sensíveis. É geralmente indicado em pacientes com anodontia parcial e atrição severa.

➢ Pilar de cobertura[41]:

As coifas fundidas são indicadas quando a porção coronal do dente está muito danificada ou é inexistente. Como consequência do movimento da base da prótese, ocorre normalmente um desgaste gradual dos pilares ao longo do tempo.

As coifas também podem ser indicadas quando os dentes pilares fazem contacto com as superfícies oclusais ou incisais dos dentes naturais opostos. Quando a sobredentadura é removida durante o sono, como recomendado, pode ocorrer um desgaste grave dos pilares durante episódios de bruxismo.

Os copings podem ser de quatro tipos[41]:

1. Coifa longa (6 a 8 mm)
2. Coifa média (4 a 6 mm)
3. Coifa média curta (2 a 4 mm)
4. Coifa curta (1 a 2 mm)

1. Copings longos (6-8 milímetros para dentes vitais):[41]

A coifa longa é uma excelente restauração, aplicável a muitas técnicas de sobreposição. Pode ser utilizada simplesmente para proporcionar estabilidade e retenção sob uma sobredentadura telescópica

2. Coifas médias (4-6 milímetros para dentes vitais e não vitais):[41]

As coifas de tamanho médio podem ser utilizadas em dentes

vitais onde a polpa tenha recuado ou em dentes não vitais com suporte ósseo adequado. Os copings de tamanho médio não são geralmente concebidos como copings individuais para retenção da prótese de sobreposição. São geralmente ligados com algum tipo de fixação de barra. Ou podem também ser utilizados com um êmbolo auxiliar ou acessórios de botão de pressão. São cónicas com maior conicidade em todas as superfícies, particularmente na superfície facial quando utilizadas com encaixes de barra. Se forem utilizados com um acessório de botão de êmbolo, a superfície engatada pelo êmbolo é achatada.

3. Coifas curtas médias (2-4 mm para dentes não vitais):[41]

As coifas médias curtas são indicadas para dentes não vitais; quando se pretende uma relação coroa/raiz mais favorável do que a possível com coifas médias ou longas. Esta forma de coifa (e preparação) é indicada quando: é difícil obter uma retenção auxiliar da coifa no pilar com uma cavilha ou pinos paralelos (as paredes proximais da preparação devem ser muito paralelas para um ajuste de fricção máximo da coifa); vários pilares vizinhos devem ser esplintados, permitindo assim uma melhor formação de embrasure do que é possível com coifas muito curtas; utilizado com acessórios de barra.

4. Coifas curtas (1-2 milímetros para dentes não vitais):[41]

As coifas curtas são fabricadas para se adaptarem à curvatura do rebordo alveolar, com um perfil muito baixo. São indicados para uma relação coroa/raiz máxima favorável. Estas coifas curtas são particularmente adequadas para vários tipos de encaixes de pinos, mas também podem ser utilizadas eficazmente com muitas formas de encaixes de barras.

Vantagens das coberturas:

1. As coifas proporcionam proteção contra cáries para os dentes pilares.

2. As coifas reforçam a estrutura dentária enfraquecida após a terapia endodôntica e ajudam a restaurar os dentes partidos.

3. Os copings podem proteger os contornos dos pilares, que podem ser danificados por uma escovagem incorrecta ou por hábitos de bruxismo durante o sono.

4. As coifas podem ser contornadas para obter excelentes

resultados fisiológicos.

Desvantagens dos copings:

1. Aumento do tempo e do custo do tratamento.

2. Os copings podem constituir uma fonte de irritação para os tecidos gengivais, se ocorrer acumulação de placa devido a uma higiene oral incorrecta.

3. As cáries recorrentes não podem ser detectadas precocemente, uma vez que as coifas cobrem toda a superfície do dente.

- **Anexos:**

A retenção e a estabilidade das sobredentaduras suportadas por dentes podem ser melhoradas através da utilização de attachments. Os attachments são conectores simples que consistem em duas ou mais partes. Uma parte liga-se à raiz e a outra parte à sobredentadura.

JUSTIFICAÇÃO PARA A RETENÇÃO DE DENTES PARA SOBREDENTADURA

As próteses completas, quando suportadas por raízes dentárias, são de grande importância do ponto de vista da Prostodontia preventiva. Isto elimina ou retarda os futuros problemas de Prótese Dentária, que ocorrem devido à extração de todos os dentes.[2]

A extração de todos os dentes pode levar a:[2]

1. Perda da propriocepção dentária discreta.

2. A perda progressiva de osso alveolar.

3. Transferência de todas as forças dos dentes para a mucosa oral.

A retenção de raízes de um ou mais dentes oferece ao paciente várias vantagens, tanto do ponto de vista funcional como biológico. Do ponto de vista fisiológico, as raízes retidas não só proporcionam um suporte do ligamento periodontal como também.

1. Direcional com sensibilidade.
2. Sensibilidade tátil à carga.
3. Discriminação dimensional.
4. Resposta canina.

Função neuromuscular e saída sensorial:

A sensibilidade proprioceptiva é o sentido inconsciente que permite conhecer a posição e o estado das partes do corpo.

Propriocepção:

De acordo com Sherrington, a de finição refere-se à informação fornecida sobre a posição e os movimentos do corpo e das suas partes pelos receptores.

Mecano-recetor:

É um recetor que é estimulado por diferenças de pressão, como as do tato e da audição.

Proprioceptores: (Posselt 1968) São os receptores localizados nos músculos, tendões, ligamentos, articulações e ligamentos periodontais que fornecem informações sensoriais relativas aos movimentos e à posição. O ligamento periodontal é ricamente inervado por estes receptores, e o dente está rodeado por um vasto conjunto de proprioceptores que podem receber estimulação mecânica . Estes receptores também são designados por pressorreceptores.

Anderson e colaboradores (1970) mostraram que a população de receptores no ligamento periodontal consiste em unidades de adaptação rápida e lenta quando um dente mandibular é carregado mecanicamente, os receptores nos músculos elevadores e na articulação temporomandibular podem ser estimulados.

Manly e colaboradores (1952), sugeriram que os receptores auditivos também podem estar activos na mastigação, uma vez que os contactos dentários podem ser conduzidos por vibração através do osso.

Bhaskar (1980), sugeriu que a maioria das entradas sensoriais do ligamento periodontal são sinais proprioceptivos, uma vez que fornecem informações sobre os movimentos e a posição da mandíbula.

De acordo com Posselt, os receptores periodontais são em grande parte responsáveis pela capacidade da mandíbula de se fechar diretamente na posição intercuspídea sem interferência.

Sicher (1956), salientou que os sinais proprioceptivos com origem nos ligamentos periodontais são únicos e de uma exatidão e precisão ultrapassadas. A utilização da sobredentadura baseia-se na premissa de que se deve tentar reter todas as informações sensoriais possíveis.

A retenção da raiz significa a preservação de um componente integral do mecanismo de feedback sensorial que programa o sistema mastigatório ao longo da vida do paciente. A entrada aferente dos receptores do ligamento periodontal contém a informação sobre a magnitude e a direção das forças oclusais e também sobre o tamanho e a consistência do bolo alimentar. Esta entrada do ligamento periodontal é integrada com a entrada de outros receptores na superfície epitelial da boca, os músculos e a articulação temporomandibular, contribuindo para a resposta global.

A extração dos dentes resulta na perda completa de toda a entrada dos receptores do ligamento periodontal, ao passo que a utilização da prótese sobreposta preserva esta entrada sensorial.

Entrada sensorial dos receptores periodontais:

1. **Sensibilidade dos dentes anteriores:**
2. A entrada sensorial dos receptores periodontais é um dos principais determinantes da função mastigatória, e as raízes dos dentes

oferecem uma entrada discriminatória mais discreta do que a mucosa oral.

Manly e colaboradores descobriram que a sensibilidade dos dentes anteriores naturais era mais aguda do que a dos dentes posteriores. Kawamura (1964), Grossman (1964) e Grossman e colaboradores concordaram que a sensibilidade dos dentes anteriores, da ponta da língua e da mucosa era aguda. Lowenstein e Rathkamp (1955) verificaram que a capacidade do paciente de localizar um dente estimulado mecanicamente era praticamente 100% nos dentes anteriores, mas menor nos dentes posteriores.

Nishiyama também estudou a sensibilidade dos dentes anteriores e descobriu que os dentes anteriores apresentavam mais sensibilidade e discriminação do que os dentes posteriores.

No entanto, os dentes posteriores também devem ser retidos para próteses sobrepostas, quando possível, apesar de contribuírem menos para a sensibilidade proprioceptiva.

2 Perceção dimensional:

A perceção dimensional é a discriminação de diferentes espessuras de objectos entre as superfícies oclusais dos dentes.

Kawamura e Watanabe (1960) descobriram que os pacientes com dentição natural conseguiam discriminar melhor as diferenças no intervalo de 2 mm do que os pacientes com próteses artificiais.

Manly e colaboradores (1952) estudaram a discriminação da textura dos alimentos em pacientes com dentição natural e utilizadores de próteses dentárias e descobriram que a sensibilidade do julgamento da textura dos utilizadores de próteses dentárias era menor do que a dos indivíduos com dentição natural.

Levin (1976) sugeriu que existem outros mecanismos proprioceptivos, para além dos do ligamento periodontal, que são utilizados na discriminação dimensional.

3 Resposta canina:

Kruger e Michel (1962) afirmaram que os caninos tinham mais neurónios do que qualquer outro dente. Kawamura e Nishiyama (1966), num estudo, mostraram que os neurónios dos caninos eram os mais densamente distribuídos e que a informação sensorial de cada dente tinha o seu próprio local recetor específico no núcleo do trigémeo.

Estes estudos indicam que os dentes caninos podem ser o órgão propriocetivo mais importante. Isto significa a capacidade sensorial do canino e apoia a sua retenção para próteses sobrepostas.

4. Sensibilidade direcional:

Jerge (1963, 1965) relatou que os receptores no ligamento periodontal eram sensíveis à direção. Sugeriu também que os receptores estão dispostos à volta de um dente de forma a responderem à pressão independentemente da direção a partir da qual é aplicada.

Kruger e Michel (1962) também relataram que os dentes tinham uma excelente sensibilidade direcional. Os investigadores também sugeriram que existem terminações nervosas sensoriais específicas para vários tipos de forças, ou seja, uma força lingual ou uma força vestibular. A sensibilidade direcional é um dos elementos mais importantes na interação do sistema mastigatório. Significa que os receptores periodontais têm uma individualidade funcional e que a relação do dente com o seu ligamento periodontal é muito importante do ponto de vista sensorial. Por conseguinte, os dentes devem ser retidos para utilização com uma sobredentadura para preservar a sensibilidade direcional.

Adler (1947) demonstrou que os dentes são mais sensíveis às forças laterais do que às forças ao longo do eixo longo.

5. Perceção dos dentes não vitais:

A maioria dos dentes naturais utilizados para suportar próteses sobre dentes estão desvitalizados e tratados endodonticamente. Adler (1947) e Stewart (1927) mostraram que os dentes vitais e não vitais têm capacidades sensoriais iguais .

6. Perceção de dentes com suporte alveolar reduzido:

Edel e Wills (1973) compararam a perceção em pacientes com suporte ósseo normal ao redor dos dentes e outros com suporte alveolar reduzido, e descobriram que havia pouca diferença entre os dois grupos. Estes estudos mostraram que o dente ainda tinha uma capacidade de input propriocetivo, apesar de grande parte do suporte ósseo ter sido perdido.

Vantagens da retenção de dentes para a sobredentadura:

1. A altura vertical dos dentes, quando reduzida, melhora a relação coroa/raiz e, consequentemente, reduz a mobilidade do dente retido.

2. A função mastigatória é melhorada, uma vez que o doente com prótese sobreposta tem uma eficiência de mastigação um terço superior à do doente com prótese completa.

3. A maior entrada sensorial dos receptores periodontais foi responsável pela melhor capacidade discriminatória com próteses sobrepostas.

4. Preservação do osso alveolar numerosos estudos e provas suficientes foram produzidos, de que os dentes retidos para próteses sobre o alveolar ajudam na preservação do osso alveolar.

OBJECTIVOS DAS SOBREDENTADURAS

A sobredentadura mantém os dentes como parte da crista residual. Isto dá ao doente uma prótese que tem muito mais apoio do que qualquer prótese convencional.[2] Em vez de uma membrana mucosa macia e móvel, a prótese assenta literalmente nas "estacas" dos dentes, permitindo à prótese suportar uma carga oclusal muito maior sem movimento. Os encaixes podem ser incorporados no contacto entre a prótese e o dente, resultando numa melhor retenção e suporte.

Diminui também a taxa de reabsorção. [2] O osso alveolar existe como suporte para os dentes. Se os dentes forem removidos, o processo alveolar reabsorve a uma taxa de reabsorção consistente com o tempo de ausência dos dentes.

Outro objetivo alcançado pela sobredentadura é o aumento das capacidades manipulativas do paciente no manuseamento da prótese.[2] Com a preservação dos dentes para uma sobredentadura, há também a preservação da membrana periodontal que envolve esses dentes. Isto preserva os impulsos proprioceptivos fornecidos pela membrana periodontal; assim, uma parte muito importante do complexo nervoso miofacial é mantida quando os dentes são mantidos.[2]

O doente, apesar de usar uma prótese completa, mantém essa

importante capacidade sensível de estar consciente do contacto oclusal. Esta discriminação fina permite que um paciente com sobredentadura controle a força de oclusão de forma muito semelhante a uma pessoa com dentes naturais.[2]

INDICAÇÕES

Deve considerar-se a utilização da sobredentadura num paciente quando o resultado for igual ou superior ao proporcionado por outro método de tratamento.

1. Pacientes com um mau prognóstico para próteses completas:[2,41]

Quando a abóbada palatina é alta e as cristas se inclinam, pode ser difícil fazer uma prótese maxilar retentiva estável ou quando a mandíbula tem um espaço de prega sublingual mal definido, o pavimento da boca fica coberto e a língua cai para trás, onde a estabilidade e a retenção são difíceis de obter.

2. Defeitos congénitos:[2,41]

1. Fenda palatina.
2. Oligodontia.
3. Microdontia.
4. Disostose cleidocraniana.
5. Pacientes da classe III com mandíbula prognática não passível de tratamento cirúrgico ou ortodôntico.

3. Defeitos adquiridos:[2,41]

1. Acidentes.
2. Doença.

4. Dentes com prognóstico duvidoso:[2,41]

Quando os dentes não podem ser utilizados como pilares convencionais devido a uma relação coroa/raiz desfavorável, podem ser tratados endodonticamente e as coroas clínicas podem ser reduzidas quase até à crista. Este procedimento melhora o rácio coroa/raiz e estes dentes servem como pilar de sobredentadura durante anos.

5. Sobredentadura unilateral:[41]

Uma sobredentadura unilateral pode ser fabricada para proporcionar uma boa função e estética quando uma grande quantidade de osso e tecido mole foram perdidos num lado da arcada.

6. Nos casos em que os dentes mais distais não podem ser fixados e utilizados como pilar para uma prótese parcial, o dente pode ser preparado e utilizado como pilar de sobredentadura para proporcionar apoio vertical e preservação óssea [41].

7. **Prótese completa simples oposta a dentes anteriores naturais:**[2,41]

Para preservar o rebordo residual maxilar quando opostos por dentes mandibulares naturais, é benéfico reter uma ou mais raízes na região anterior maxilar. Isto ajuda a evitar o guincho da "síndrome da combinação".

8. Quando é necessária uma sobreposição vertical pronunciada dos dentes para produzir o resultado estético desejado [2,41].

9. Paciente com dentes muito desgastados [2,41]

CONTRA-INDICAÇÕES

1. Doente mental e fisicamente comprometido[2,41].

2. Quando o doente não pode pagar economicamente o tratamento[2,41].

3. Se os dentes naturais remanescentes forem adequados para restaurar a arcada dentária com próteses parciais fixas ou removíveis[2,41].

4. Se o doente não conseguir manter os dentes pilares e o tecido periodontal em condições adequadas devido a uma má higiene oral [2,41].

VANTAGENS

1. Preservação do osso alveolar:[2,41]

A preservação dos dentes não só retém o osso alveolar que suporta os dentes, mas também o osso alveolar adjacente aos dentes. Num estudo de cinco anos realizado por Crum & Rooney[25], verificaram que a redução do osso alveolar foi reduzida em 8 vezes à volta dos dentes pilares que suportam a sobredentadura, quando comparada com as próteses convencionais.

2. Preservação da resposta proprioceptiva:[2,41]

A entrada sensorial dos receptores periodontais é um dos factores determinantes da função mastigatória e as raízes dos dentes oferecem uma entrada discriminatória mais discreta do que a mucosa oral. Isto ajuda na discriminação dimensional, na resposta canina e na sensibilidade direcional.

3. Apoio:[2,41]

Os batentes dos dentes naturais de uma sobredentadura

proporcionam uma base estática, estável, sem paralelo em qualquer prótese convencional. A sobredentadura literalmente não se move. A base estável melhora a oclusão através de registos mais precisos da relação dos maxilares e melhora o conforto do paciente ao reduzir drasticamente o trauma de uma base de prótese nos tecidos de suporte.

4. Estabilidade:[2,41]

A estabilidade é melhorada quando comparada com as próteses convencionais. A retenção de quatro pilares, tais como dois caninos e dois molares em cada arcada, proporciona uma maior estabilidade.

5. Retenção:[2,41]

Geralmente, a retenção é excelente devido à melhor estabilidade das próteses sobrepostas. A retenção é normalmente suficiente apenas pela sobreposição dos dentes. A retenção é ainda melhorada com a utilização de vários acessórios.

6. Método de tratamento igualmente eficaz ou superior:[2,41]

Em muitas situações, as sobredentaduras prestam um melhor serviço do que os métodos alternativos de tratamento. É particularmente útil para pacientes com defeitos congénitos, tais como oligodontia, microdontia, fenda palatina, disostose cliedocraniana, e para pacientes de classe III para os quais o tratamento cirúrgico ou ortodôntico não é possível. As sobredentaduras são superiores às próteses parciais fixas ou amovíveis quando um doente tem poucos dentes remanescentes, nenhum dos quais é adequadamente suportado pelo osso.

7. Simplicidade de construção:[2,41]

O procedimento utilizado para o fabrico da sobredentadura é o mesmo que para as próteses completas convencionais. Os dentes retidos proporcionam estabilidade às bases durante o registo das relações dos maxilares. Também ajudam a determinar a dimensão vertical correta da oclusão e a colocação adequada dos dentes. A relação cêntrica também é facilmente registada e preservada.

8. Menos traumas nas estruturas de suporte:[2,41]

As superfícies dos dentes naturais ou das raízes, que são duras, suportam a prótese. Isto inibe a reabsorção do rebordo residual quando todos os dentes são removidos e são colocadas próteses completas. Assim, os tecidos moles sofrem pouco trauma.

9. Excelente aceitação do doente ou vantagem psicológica:[2,41]

Os pacientes são mais receptivos e apreciam mais este tratamento porque experimentam uma melhoria notável na função e na estética, mantendo ainda alguns dos seus próprios dentes.

10. Conversão para prótese completa:[2,41]

Se, por algum motivo, os dentes do pilar tiverem de ser extraídos, a sobredentadura pode ser convertida numa prótese completa convencional através de um revestimento e de um reembasamento.

11. Oclusão ideal:[2,41]

Não só pode ser proporcionada uma oclusão adequada, mas

também uma oclusão esteticamente aceitável. É possível ter uma sobreposição vertical pronunciada dos dentes anteriores e ainda assim evitar a deslocação das próteses em função. O tipo de oclusão orgânica que muitos pacientes têm com dentes naturais pode ser incorporado na sobredentadura .

12. Palato aberto Possível:[2,41]

A sobredentadura maxilar de muitos pacientes pode ser feita "sem teto", se necessário, especialmente quando são utilizados dentes anteriores e posteriores como pilares da sobredentadura.

13. Procedimentos familiares:[2,41]

Os procedimentos são semelhantes aos utilizados para as próteses completas convencionais. Os dentistas e técnicos com orientação adequada e sem formação especial podem realizá-los com facilidade.

14. Facilidade em efetuar medições:[2,41]

Quando os dentes são retidos para a inserção imediata de uma sobredentadura, a dimensão vertical da oclusão pode ser mantida com um elevado grau de precisão. Tal como acontece com qualquer prótese imediata, o alinhamento existente dos dentes pode ser restaurado.

15. Menos traumas nas estruturas de suporte:[2,41]

As superfícies dos dentes naturais ou das raízes, que são duras, suportam a prótese. Isto inibe a reabsorção do rebordo residual quando todos os dentes são removidos e são colocadas próteses completas. Assim, os tecidos moles sofrem pouco trauma.

16. Dentadura de transição ou de treino:[2,41]

Apesar de o doente poder perder os dentes retidos ou as raízes, ou ambos, num período relativamente curto, a sobredentadura não só é estável e retentiva durante o período de utilização, como também é excelente para fins de transição ou de treino na preparação da prótese total.

17. Ajustes mínimos:[2,41]

É necessário um pequeno ajustamento devido à estabilidade e apoio proporcionados pelos dentes retidos.

18. Facilidade de manutenção:[2,41]

As reparações, alterações ou readaptações da prótese sobreposta podem ser efectuadas facilmente da mesma forma que as próteses completas convencionais.

19. Facilidade de limpeza:[2,41]

Todas as superfícies dos pilares isolados são facilmente acessíveis para limpeza e a dentadura, sendo amovível, é mais fácil de limpar do que uma prótese fixa.

20. Reversibilidade:[2,41]

Ao fazer uma sobredentadura sobre uma dentição natural completa, raramente é necessário alterar os dentes existentes. Por conseguinte, o procedimento é completamente reversível; a remoção da sobredentadura faz com que os dentes do paciente voltem ao seu estado original.

21. Custo razoável:[2,41]

Os honorários baseiam-se no tratamento efectuado e não no procedimento realizado. O tempo necessário para criar uma sobredentadura e, por conseguinte, o custo pode ser inferior ao de procedimentos alternativos, como próteses parciais fixas .

DESVANTAGENS

1. Suscetibilidade à cárie:[2,41]

O problema mais comum encontrado é o envolvimento carioso dos dentes pilares, tanto com como sem coifas. Cuidados domésticos meticulosos e consultas frequentes ajudam a detetar as lesões incipientes.

2. Rotura periodontal dos dentes pilares:[2,41]

Uma sobredentadura não só impede a estimulação natural e a limpeza pela língua e pelas bochechas, como também promove a acumulação de placa bacteriana. É essencial um cuidado meticuloso em casa para evitar o envolvimento periodontal dos dentes.

3. Sobrecontornos:[2,41]

Se existirem cortes inferiores excessivos, é impossível evitar o bloqueio excessivo dos cortes inferiores existentes. Isto leva a uma base mal contornada, resultando numa plenitude labial imprópria que perturba o seu caimento natural e leva à dificuldade de aceitação por parte do doente. Um rebordo sobrecontornado não interage bem com a musculatura facial, o apoio e a retenção da prótese são sacrificados quando esta situação prevalece.

4. Subcontornos:[2,41]

A presença de rebaixamento ósseo e o caminho limitado de inserção podem necessitar de uma extensão inferior do rebordo da prótese para que a prótese fique no sítio. Por conseguinte, as áreas importantes de extensão da prótese, como o espaço retromilohióideo na mandíbula e a bolsa pós-malar na maxila, podem não ser totalmente utilizadas na periferia da prótese, sacrificando as suas qualidades desejáveis. Isto leva à perda de retenção e à formação de um espaço potencial para a impactação de alimentos.

5. Aproximação da distância interoclusal:[2,41]

Quando é feita uma sobredentadura, especialmente uma com alguma forma de fixação interna, a distância interoclusal disponível de uma prótese padrão não pode ser comprometida e, por isso, surge uma luta para colocar toda a sobredentadura na sua dimensão correta.

6. Custo:[2,41]

O tratamento com próteses sobrepostas é mais dispendioso do que o tratamento com próteses convencionais, devido à terapia endodôntica e periodontal, e à subsequente restauração dos dentes com coifas fundidas e acessórios internos.

7. Responsabilidades adicionais do doente:[2,41]

Se o doente não mantiver limpas as raízes ou os dentes retidos e a prótese sobreposta, isso pode causar uma rutura periodontal e cariosa dos dentes. Por conseguinte, a responsabilidade do doente em manter um elevado nível de higiene oral é essencial.

REQUISITOS DAS SOBREDENTADURAS

Manutenção de sobredentaduras:[2,44]

É o aspeto mais importante da sobredentadura. Os dentes que são utilizados como pilar devem ser avaliados quanto à sua condição periodontal. A bolsa periodontal e a inflamação devem ser eliminadas. Estudos exaustivos demonstraram que a perda óssea ocorre apenas na presença de placa bacteriana. A acumulação de placa pode ser evitada através de cuidados caseiros adequados por parte do paciente, o que só é possível se a profundidade da bolsa e os defeitos ósseos tiverem sido removidos primeiro.

Redução do rácio copa/raiz:[2,44]

Tem um efeito favorável na mobilidade do dente devido à diminuição do comprimento do braço de alavanca que fornece o binário ao dente móvel.

Tecido da sede basal:[2,44]

O tecido que cobre a restante área do assento basal deve ser tratado e espera-se que responda de forma semelhante ao tecido sob uma prótese total ou parcial. Uma base bem ajustada é essencial para distribuir a carga por uma área tão vasta quanto possível. É necessário um contacto íntimo para evitar a acumulação de alimentos e placa bacteriana sob a base.

Simplicidade de construção:[2,44]

O aparelho deve ser simples de construir e manter. Em muitos casos, devido à falta de espaço, é comum a secção da base da sobredentadura e dos dentes protéticos.

Facilidade de Manipulação:[2,44]

O doente deve ser capaz de manipular a base com facilidade e, frequentemente, devido à utilização de dispositivos de retenção, a sobredentadura torna-se difícil de inserir ou remover. Este não deve ser o caso, porque uma força indesejada pode danificar a base ou os dentes do pilar.

PASSOS PARA A SOBREDENTADURA

EXAME E DIAGNÓSTICO[2]

Um exame minucioso, um diagnóstico exato e um planeamento racional do tratamento são pré-requisitos para o sucesso do tratamento com sobredentaduras.

I. HISTÓRIA E REGISTOS[2]

Isto incluiria:

1. Historial médico
2. História dentária
3. Registos de pré-tratamento

1. HISTORIAL MÉDICO:

- Deve ser obtido um historial médico para cada paciente que está a ser considerado para uma sobredentadura, devido à importância da sua saúde geral.
- As perturbações médicas ou psiquiátricas debilitantes, que excluam procedimentos clínicos essenciais ou que comprometam facilmente a capacidade do doente para manter um nível adequado de higiene oral, são contra-

indicadas para overdentures.

- O dentista deve preocupar-se com o bem-estar geral do seu doente, embora a terapia de Dentisteria Protética possa ser efectuada mesmo em doentes moderados, se necessário.
- As condições a ter em conta incluem:
  1. Doença cardíaca
  2. Hepatite
  3. SIDA

2. EXAME DENTÁRIO

1. As lesões cariosas e as restaurações defeituosas devem ser registadas e devem ser efectuados testes de vitalidade quando indicado.
2. Os dentes em falta e as condições das substituições devem ser registados.
3. A oclusão deve ser avaliada em relação aos resultados dos moldes de diagnóstico.

4. É importante determinar a presença de espaço adequado para a prótese.

5. Devem ser observados indícios de cerramento ou bruxismo e de hábitos anormais da língua e dos lábios.

3. REGISTOS DE PRÉ-TRATAMENTO:

- Moldes de diagnóstico precisos, montados num articulador adequado, fornecem informações pertinentes para o paciente e para a seleção dos pilares. A oclusão deve ser analisada para determinar a presença de contactos oclusais deflectivos. As informações reveladas pelos moldes de diagnóstico incluem as posições dos dentes, as relações dos maxilares, as impingências da tuberosidade, os toros, o espaço disponível para a prótese, os cortes inferiores dos tecidos e o tamanho, bem como a disposição dos dentes.
- As transparências a cores ou fotografias dos dentes e estruturas adjacentes, incluindo vistas frontais, laterais e oclusais, podem complementar os moldes de diagnóstico

como parte do registo de pré-tratamento. As moulages de registos de perfil e as radiografias cefalométricas podem ser necessárias para situações de tratamento invulgares.

II. EXAME:

Isto inclui:

1. Exame visual
2. Exame digital
3. Exame dentário
4. Exame periodontal
5. Exame radiográfico

1. EXAME VISUAL:

Para além do historial, muitos argumentam que o exame visual é a parte mais importante da investigação. Entre os elementos a ter em conta contam-se

1. Aspeto geral

2. Assimetria facial
3. Suporte labial
4. Inchaço ou alteração da cor dos tecidos moles
5. O tamanho e a cor da língua
6. O estado da estrutura periodontal
7. O estado da dentição remanescente, incluindo o número, a distribuição, a angulação e as relações dos pilares remanescentes.
8. Os contornos dos rebordos edêntulos e as áreas de suporte da prótese
9. O espaço vertical e bucolingual disponível para a construção da prótese.

2. EXAME DIGITAL

Este importante controlo inclui:

1. Palpação de quaisquer áreas inchadas, juntamente com todas as áreas edêntulas e portadoras de próteses.
2. As profundidades de sondagem devem ser medidas e a

mobilidade dos dentes deve ser registada.

3. Os dentes individuais devem ser verificados quanto a cáries e as margens de as restaurações existentes devem ser avaliadas.

4. A ATM deve ser palpada durante os movimentos de abertura, fecho e lateralidade. Em caso de anomalia, pode ser necessária uma prótese provisória até se obterem os movimentos normais da mandíbula.

3. EXAME DENTÁRIO

1. As lesões cariosas e as restaurações defeituosas devem ser registadas e devem ser efectuados testes de vitalidade quando indicado.

2. Os dentes em falta e as condições das substituições devem ser registados.

3. A oclusão deve ser avaliada em relação aos resultados dos moldes de diagnóstico.

4. É importante determinar a presença de espaço adequado para a prótese.

5. Devem ser observados indícios de cerramento ou bruxismo e de hábitos anormais da língua e dos lábios.
6. O estado de higiene oral e, se pertinente, o método de limpeza da prótese do doente devem ser estudados através da utilização de comprimidos reveladores ou da solução .
7. Uma má higiene oral e próteses removíveis pouco higiénicas, com a consequente inflamação dos tecidos de suporte da prótese, indicam um mau prognóstico para uma sobredentadura, a menos que os procedimentos de correção sejam eficazes.

4. EXAME PERIODONTAL:

Embora a maioria dos pacientes candidatos a uma sobredentadura tenha sinais e sintomas de doença periodontal crónica, alguns têm deformações congénitas ou resultantes de incidentes traumáticos.

1. A perda óssea generalizada, o aumento da profundidade das bolsas periodontais e a hipermobilidade são caraterísticas da doença periodontal.

2. As profundidades crevicular e da bolsa, bem como a furca, devem ser sondadas e os resultados registados.
3. A magnitude e a direção dos padrões de mobilidade devem ser registadas e correlacionadas com as exigências funcionais do dente individual.
4. Um certo aumento da mobilidade não é, por si só, contraindicação para a seleção de pilares de sobredentadura, mas os dentes com deslocamentos horizontais e verticais são más escolhas.
5. Os dentes que podem ser retidos após a terapia periodontal e os que têm um prognóstico sem esperança devem ser identificados e registados.
6. É essencial avaliar os esforços orais do paciente em relação ao estado periodontal e avaliar tanto a motivação como o interesse em preservar os dentes remanescentes.
7. O estabelecimento e a manutenção de um regime de higiene oral adequado são particularmente importantes para conseguir uma vida útil razoável para uma sobredentadura.

5. EXAME RADIOGRÁFICO

Os resultados de um levantamento radiográfico periapical completo são normalmente a base para a seleção do pilar.

1. Se restarem apenas alguns dentes naturais, são adequados filmes periapicais individuais complementados por uma radiografia panorâmica.
2. É de primordial importância verificar qual o suporte ósseo disponível para o pilar em perspetiva.
3. Deve prestar-se atenção às raízes retidas, aos dentes impactados, à relação coroa/raiz, às lesões cariosas, à patologia apical, às lesões radiolúcidas e radiopacas dos maxilares e ao estado do periodonto.
4. Com base nestas informações, devem ser tomadas decisões adequadas sobre o tratamento.

III. DIAGNÓSTICO

É definida como a determinação da natureza da doença.

- As informações obtidas constituem a base do diagnóstico.

- A cárie desenfreada é quase uma doença do passado, embora a cárie radicular em pacientes idosos continue a causar problemas.
- A periodontite crónica será a causa mais comum de perda de dentes atualmente.
- Além disso, podem existir problemas congénitos, complicações oclusais ou mesmo acidentes que exijam a terapia de sobredentadura. No entanto, é importante efetuar um diagnóstico - por mais óbvio que possa parecer.
- As sobredentaduras podem ser consideradas se existirem quatro ou menos dentes sãos retidos numa arcada.
- A prótese completa seria preferível para pacientes desinteressados e não cooperantes.
- Os pacientes mais jovens, em particular, beneficiam da construção de sobredentaduras.

IV. PLANEAMENTO DO TRATAMENTO

- Os pacientes que têm apenas dentes naturais retidos podem apresentar questões difíceis para o dentista.
- Todas as questões devem ser discutidas francamente com o

doente.

- Johnston e colaboradores (1965) dão o seguinte conselho: "Uma ponte é indicada sempre que existam dentes saudáveis e adequadamente distribuídos para servirem de pilares, desde que estes dentes tenham uma relação coroa/raiz adequada e que, após exames radiográficos, moldes de diagnóstico e/ou exames orais, pareçam capazes de suportar a carga adicional."
- A utilização de sobredentaduras é considerada se estiverem presentes quatro ou menos dentes retentivos numa arcada, e consideramos próteses parciais removíveis ou outras combinações fixas ou removíveis se estiverem presentes mais de quatro dentes retentivos. No entanto, o número quatro não é imutável e uma abordagem racional do tratamento requer flexibilidade quanto ao número e à posição dos pilares para as sobredentaduras.

SELECÇÃO DO PILAR[2]

Considerações posicionais

Quatro pilares amplamente separados proporcionam o suporte e a estabilidade ideais para uma sobredentadura. A sobredentadura assim suportada é suportada pelo dente. Dois caninos e dois pilares do segundo pré-molar são o padrão mais comum para quatro pilares. Podem ser utilizados três pilares, dois caninos e um segundo pré-molar. Uma utilização única de três pilares é dois caninos superiores e um incisivo central. Isto proporciona um tripé de apoio e é particularmente eficaz quando contraposto por uma dentição natural.

Dois pilares caninos são os padrões de pilar mais frequentemente utilizados. Se apenas estiverem disponíveis dois dentes pilares, estes devem ser colocados bilateralmente.

Um canino e um pré-molar do mesmo lado utilizados para suporte unilateral são menos desejáveis. Dois caninos e pré-molares são preferíveis a molares para dois pilares. Os dentes aproximados não proporcionam muito mais apoio e estabilidade do que um pilar e são mais difíceis de limpar adequadamente pelo doente. Também aumentam o volume sob uma prótese e pode ser mais difícil posicionar corretamente os dentes da prótese na sobredentadura, resultando numa estética deficiente. Embora não seja ideal, também pode ser utilizada uma sobredentadura com uma prótese e um pilar.

Donald R. Nelson (1994) recomendou o uso de incisivos laterais superiores como pilares de sobredentadura, que oferecem suporte vertical para a prótese, distribuição favorável do stress, estética melhorada e preservação da pré-maxila.[37]

Se forem utilizados os dentes caninos, desenvolvem-se vários fulcros na sobredentadura maxilar, o que fará com que a sobredentadura se mova em direção à crista residual ou para longe dela. A magnitude da rotação antero-posterior pode ser grandemente reduzida quando a linha de fulcro passa pelos dentes incisivos.

Os incisivos laterais superiores oferecem um melhor resultado do que o canino ou o incisivo central, uma vez que não se verifica o problema do corte inferior dos tecidos, o que favorece a inserção e a remoção da sobredentadura, bem como resultados estéticos favoráveis, uma vez que o osso na face dos incisivos laterais é menos proeminente do que o do canino, o que evita o apoio excessivo dos lábios.

Número e distribuição dos pilares

Regra geral, ao selecionar pilares para um doente que recebe uma sobredentadura maxilar e mandibular, a força do pilar da arcada mandibular deve ser igual ou superior à da arcada maxilar. Os caninos são o pilar mais frequentemente selecionado para a sobredentadura maxilar e mandibular. Os caninos são excelentes pilares, geralmente são passíveis de tratamento endodôntico, têm raízes fortes e estão localizados estrategicamente no canto da arcada.

Os segundos pré-molares, os incisivos centrais superiores, os molares e as raízes dos molares têm sido utilizados com sucesso. Os incisivos mandibulares, os primeiros pré-molares e os incisivos laterais superiores são utilizados com menos frequência.

GESTÃO DO PILAR :[1]

Preparação dos dentes[2]

Existem várias técnicas de preparação dos dentes pilares. Miller (1958) sugeriu um procedimento no qual os dentes são preparados para coroa total com linha de acabamento tipo ombro.[2] A porção oclusal normalmente achatada do pilar deve ter uma forma arredondada ou

Neste procedimento, os dentes remanescentes são apenas remodelados

para eliminar

os dentes reduzidos não serão sensíveis ao ambiente oral, incluindo os parabólica, de acordo com ele, esta preparação permite que as tensões de oclusão sejam direcionadas ao longo dos eixos longos dos dentes pilares e permite algum movimento da prótese. O dente pilar não desempenha qualquer papel na retenção da prótese, mas actua como um estabilizador e funciona como suporte.

Robert DeFranco (1977) sugeriu várias técnicas[23] para a preparação de pilares de sobredentadura.

1. Modificação e redução simples dos dentes.
2. Redução de dentes e coping de gesso.
3. Terapia endodôntica e obturação de amálgama.
4. Terapia endodôntica e coifa de gesso.
5. Terapia endodôntica com coping de gesso utilizando algumas formas de fixação.

1. Modificação e redução simples dos dentes:[2,23]

Neste procedimento, os dentes remanescentes são meramente remodelados para eliminar os rebaixos e reduzidos em altura vertical, se necessário, para criar mais espaço entre cristas para a sobredentadura. Para que esta técnica seja possível, a higiene oral deve ser excelente, com um baixo índice de cáries.

Além disso, se os dentes tiverem de ser reduzidos a qualquer nível sem tratamento endodôntico, as polpas vitais devem ser suficientemente recuadas para que o contacto da sobredentadura seja possível.

Esta técnica é frequentemente utilizada em pacientes anodônticos ou em pacientes com abrasão severa dos dentes. A razão pela qual é possível uma preparação mínima deve-se à presença de um grande espaço livre.

2. Redução de dentes e coifa de gesso:[2,23]

Os dentes são reduzidos e é feita uma moldagem nos dentes devido à sensibilidade ou como controlo de cáries. Esta abordagem só é possível quando os dentes têm um suporte ósseo adequado e um bom prognóstico periodontal, porque só há uma redução mínima na relação raiz-coroa.

Deve existir um espaço livre adequado para permitir a invasão da distância disponível entre as cristas, caso contrário, poderá ocorrer uma violação da dimensão vertical com uma estética deficiente e um eventual fracasso devido à intolerância do paciente.

3. Terapia endodôntica e obturação de amálgama:[2,23]

Esta abordagem é amplamente utilizada em muitos dos casos de sobredentadura. É indicada quando existe uma altura coronal normal para os dentes e um espaço livre normal com pouca ou nenhuma perda de dimensão vertical.

Neste caso, para criar espaço suficiente para a sobredentadura sem abrir a dimensão vertical, os dentes têm de ser drasticamente reduzidos até ao nível gengival e é sempre necessária uma terapia endodôntica.

Após a conclusão da terapia endodôntica, o dente é seccionado na margem gengival ou ligeiramente acima dela (1-2 mm) e é colocada uma restauração de amálgama no canal radicular exposto. A dentina remanescente é alisada e polida cuidadosamente com a amálgama, deixando uma superfície que acumulará um mínimo de placa bacteriana e que pode ser facilmente limpa. Nesta técnica podem ser utilizados dentes com historial de problemas periodontais , desde que a condição periodontal tenha sido corrigida. Também os dentes hipermóveis podem ser utilizados porque a redução drástica da relação coroa/raiz, juntamente com a terapia periodontal, promete um prognóstico muito favorável.

4. Terapia endodôntica e coifa de gesso:[2,23]

Neste caso, o procedimento e as indicações são semelhantes às técnicas anteriores, exceto que é colocada uma coifa no dente tratado endodonticamente, em vez de colocar uma restauração simples de amálgama no canal radicular. A coifa pode ser utilizada para evitar a cárie recorrente na superfície de dentina exposta, quando existe um historial de envolvimento carioso.

A moldagem tem normalmente uma forma de cúpula pouco profunda com a margem ligeiramente supra-gengival. A retenção é obtida através de um espigão curto que é colocado no interior do canal radicular. O pilar é mantido curto intencionalmente devido à possibilidade de remoção da coifa se houver desenvolvimento de cáries.

5. Terapia endodôntica com coifa de gesso utilizando algumas formas de fixação:[2,23]

Esta abordagem está reservada para as situações em que se pretende não só estabilidade, mas também uma melhoria significativa da retenção. Devido ao tempo, custo e riscos adicionais, o procedimento deve ser reservado para pacientes com um prognóstico favorável. Nestes casos, o baixo índice de cáries, os cuidados domiciliários adequados e a saúde periodontal são absolutos. Os dentes pilares necessitam de um suporte ósseo adequado, devido ao stress adicional que o acessório provoca no dente.

O acessório não reduz o rácio coroa/raiz tanto como uma simples moldagem em forma de cúpula. Além disso, devido à tensão exercida sobre o acessório pela sobredentadura, é necessária uma maior retenção na fundição. Isto é feito através do alongamento do pilar no canal radicular ou da adição de pinos à fundição.

A fixação requer normalmente uma parte da distância disponível entre as cristas, pelo que é necessário espaço suficiente para a sua construção.

PROCEDIMENTO PARA A CONSTRUÇÃO DE UMA SOBREDENTADURA CONVENCIONAL:[43]

I. Preparação do pilar:

A redução da coroa é efectuada primeiro com ou sem tratamento endodôntico, de acordo com o plano de tratamento. Durante a redução da coroa, é efectuada uma redução coronal máxima para que não interfira com a colocação de dentes artificiais. E também a relação coroa/raiz é mantida favorável.

II. Procedimentos de impressão:

As impressões para sobredentaduras em raízes ou dentes têm três requisitos distintos:

1. Uma impressão de toda a área de suporte da prótese.
2. Uma impressão dos preparos radiculares.
3. Uma relação correta entre os dois primeiros requisitos.

É evidente que a saúde dos tecidos orais deve ser sólida antes de se efectuarem os procedimentos de moldagem.

Impressões das áreas de suporte da prótese

A maioria das sobredentaduras completas é suportada por raízes, mas uma grande medida de suporte é derivada da mucosa. Nos casos em que foi efectuada uma cirurgia mucogengival, deve ser dado tempo suficiente para a cicatrização antes de serem realizados os procedimentos de moldagem. Deve ser deixado passar um período médio de 6 semanas.

Uma impressão final alargada adequada é um pré-requisito para qualquer prótese satisfatória. Para resistir a cargas verticais, a cobertura da área da prateleira vestibular da mandíbula é essencial, enquanto a cobertura palatina do maxilar desempenha um papel semelhante. Se a impressão apresentar alguma deslocação da mucosa, a superfície de impressão da prótese será contornada de acordo com a forma que a mucosa assumirá sob carga. Embora uma ligeira deslocação da mucosa que suporta a prótese seja uma parte necessária do procedimento de moldagem, não deve ocorrer qualquer deslocação das margens gengivais.

K.C.White (1989)[43] propôs uma técnica de moldagem em duas fases para eliminar a necessidade de modificação baseada na prótese acabada. Foi efectuada uma impressão na primeira fase da forma de repouso do tecido mole e uma segunda impressão foi desenvolvida sob pressão oclusal com composto de modelagem aplicado na margem e nas superfícies da base metálica sobrejacente aos pilares.

Selecionar o tabuleiro:

A influência da moldeira no contorno de uma impressão é frequentemente ignorada. A distância a que um material de impressão pode fluir para além da moldeira é limitada, enquanto a direção em que flui é influenciada pela moldeira e pela mucosa.

Falhas comuns:

1. Um dos defeitos comuns de uma moldeira de estoque inferior é um rebordo lingual curto e reto, que direciona o material de impressão verticalmente para baixo e não o guia posteriormente para a fossa retromilohióide. Frequentemente, isto resulta na deslocação do músculo milo-hióideo e na distorção da estrutura do bordo.
2. Outro erro comum é a utilização de uma moldeira que distorce o

sulco, particularmente o sulco labial.

Técnica:

Uma técnica simples foi bem descrita por Neill e Nairn (1990). A impressão composta inicial é efectuada com os músculos milo-hióideos contraídos e a língua do doente firmemente pressionada para a frente contra a secção anterior do palato. A impressão é então removida, arrefecida, e o volume é reduzido com uma faca afiada. São removidos pelo menos 2 mm de composto da superfície sobre os músculos milo-hióideos e da superfície sobre as faces vestibulares das raízes. A extensão é então verificada na boca e, quando satisfatória, a superfície é pintada com o adesivo e é efectuada uma impressão de lavagem de alginato. O molde a partir desta impressão fornece pormenores da área de suporte da prótese e mostra a posição dos preparos radiculares.

Pode ser feita uma moldeira de resina acrílica adaptada a este molde. Se forem utilizadas coifas de transferência, são feitos orifícios sobre as raízes ligeiramente maiores do que as raízes e as suas margens gengivais. O rebordo lingual deve ter cerca de 4 mm de espessura na região molar para que haja espaço disponível para aliviar a superfície de impressão dos músculos milo-hióideos. Posteriormente, o rebordo lingual pode ser ligeiramente mais fino e virado lateralmente para o espaço retromilohióideo. Três pegas são úteis; a anterior para posicionar a moldeira na boca e as posteriores para segurar a moldeira no lugar durante a moldagem.

As pegas traseiras devem ser colocadas ligeiramente para vestibular em relação à linha média do rebordo, de modo a que a carga de impressão seja suportada pela área da prateleira vestibular - uma das principais regiões de tensão da boca edêntula. A pega anterior do pino é utilizada para posicionar a moldeira na boca.

Todas as superfícies da superfície de impressão devem duplicar as da prótese completa. Não é apenas a extensão das margens que importa, mas também a espessura da margem e o contorno das superfícies vestibular e lingual. As impressões da maxila edêntula são bastante mais simples. Tal como na mandíbula, é importante registar os detalhes de toda a área de suporte da prótese. Os pontos problemáticos mais comuns incluem as tuberosidades, onde uma moldeira mal adaptada não fornecerá uma extensão adequada. Por outro lado, um rebordo demasiado espesso nesta região será deslocado pelo processo coronoide da mandíbula durante os movimentos laterais do maxilar.

A moldeira terá de ser adequadamente contornada para fornecer pormenores de todas as regiões da tuberosidade e dos sulcos. Permanece a questão da área relativamente dura da linha média do palato, que pode exigir algum relevo.

Impressões de raízes:

Embora consideradas separadamente, estas impressões fazem normalmente parte da impressão de localização geral para relacionar estas estruturas com as áreas de suporte da prótese.

Procedimentos de localização:

Ao contrário da prótese total, a sobredentadura recebe apoio das raízes subjacentes. Isto produz uma complicação adicional, uma vez que a impressão da área edêntula deve estar relacionada com as impressões das raízes, juntamente com quaisquer restaurações que possam ser colocadas sobre elas. Os vários procedimentos de localização normalmente empregues foram divididos nos seguintes grupos e os seus méritos relativos foram considerados.

- **Procedimentos de localização antes da construção da prótese[42]**

1. Impressão "tudo - em - um".
2. Completar a estrutura metálica dos preparos radiculares e cimentá-los no lugar antes de efetuar uma impressão geral.
3. Conclusão do trabalho em metal para preparações de pilares e sua colocação com um agente de cimentação. Estas restaurações são removidas ou posteriormente colocadas numa impressão de localização geral.
4. Transferir as técnicas de sobrevivência.

- **Procedimentos de localização após a construção de próteses:[42]**

1. Processamento laboratorial.
2. Processamento intra-oral.

A principal aplicação deste procedimento reside na utilização de sobredentaduras com fixação.

❖ **Procedimentos de localização antes da construção da prótese:**[42]

1. Impressão "tudo - em - um":

É extremamente difícil obter uma impressão dos preparos radiculares e de toda a área edêntula. É feito com material de impressão elastomérico.

2. Completar a estrutura metálica das preparações radiculares e cimentá-las antes de se efetuar uma impressão geral da área edêntula:

Esta abordagem é particularmente útil quando se pretende construir coifas individuais de metal precioso ou outras peças fundidas. São necessárias duas impressões, uma das preparações do pilar e uma impressão subsequente das preparações completas do pilar para a sobredentadura. É importante assegurar que a impressão inicial da preparação do pilar deve abranger toda a área edêntula, de modo a permitir que o trajeto da sobredentadura seja determinado e que o enceramento das coifas seja concluído em alinhamento com este trajeto.

3. Concluir a metalização dos preparos dos pilares e colocá-los sem luvas antes de se efetuar uma impressão geral da área edêntula:

Esta técnica valiosa e popular funciona bem com a maioria dos retentores de pinos e barras e coifas radiculares. O trabalho em metal é feito numa impressão inicial que cobre toda a área de suporte da prótese e permite planear o caminho de inserção da sobredentadura.

Uma vez concluídas as coifas ou os encaixes, é construída outra moldeira personalizada, espaçada sobre o trabalho em metal, mas bem ajustada noutros pontos. É efectuada uma impressão geral nesta moldeira e as peças fundidas de metal não diluídas são recolhidas no material de impressão. Estas peças metálicas fundidas são incorporadas no molde mestre sobre o qual a prótese é subsequentemente construída. As peças metálicas fundidas não são removidas deste molde até a prótese estar concluída, de modo a garantir a localização entre as peças fundidas e a base da prótese.

É importante avaliar a quantidade de espaço vertical e buco-lingual disponível antes de usar attachments ou qualquer retentor que ocupe espaço. Se este passo importante não for realizado, o metal pode aparecer através da superfície oclusal da prótese, prejudicando assim a sua aparência e tornando-a suscetível de fratura.

Transferir técnicas de sobrevivência:

As coifas de transferência são utilizadas extensivamente quando se trata de fixações osteo-integradas. O composto de impressão ou um material elastomérico colocado numa banda de cobre é normalmente utilizado para a impressão, com uma cavilha de aço inoxidável ou de resina para proporcionar uma impressão precisa da preparação do canal radicular. Atualmente, é geralmente utilizada uma coifa de transferência de resina dura feita de uma substância como o Duralay, mas esta deve ser utilizada com muito cuidado para assegurar o assentamento correto sem a aplicação de cargas excessivas. As coifas de transferência são colocadas em cada um dos preparos e quando o operador estiver convencido de que assentam com exatidão.

Terá sido produzida uma moldeira personalizada e bem

adaptada à moldagem primária e esta moldeira pode agora ser inserida utilizando Kelly's Paste, ou outro material de óxido de zinco eugenol adequado. As coifas de transferência são agora colocadas sobre as respectivas raízes, a moldeira é carregada com pasta de impressão e inserida sobre as coifas de transferência que protegem através dos orifícios da moldeira. O material de impressão em si é demasiado fraco para ligar as coifas e a moldeira, mas assim que o material tiver endurecido, pode ser colocada uma camada de resina auto-polimerizável sobre o material de impressão, ligando a coifa diretamente à moldeira. O gesso de impressão colocado entre a coifa e a moldeira é uma alternativa adequada e tem um tempo de presa mais rápido.

Quando as coifas estiverem unidas à moldeira de impressão, todo o conjunto pode ser removido da boca. Os moldes são então cuidadosamente colocados nas respectivas coifas e a moldagem é efectuada. Com base neste molde mestre, são feitos os aros oclusais e a prótese é finalmente processada. Este método pode ser utilizado com acessórios de pinos ou barras.

Como regra geral, estas restaurações não cimentadas devem

permanecer no lugar quando a prótese é removida, demonstrando assim que as hipóteses de deslocação acidental quando estas restaurações foram cimentadas são mínimas.

- **Procedimentos de localização após a construção de próteses:**[42]

1. Processamento intra-oral:

Este método de abordagem envolve a conclusão da prótese, a cimentação dos preparos de cavilha, juntamente com os seus acessórios, e a colocação subsequente da parte correspondente do acessório sobre os preparos de raiz e a inserção da prótese. A secção amovível do acessório é ligada à prótese em a boca através de resina autopolimerizável.

A impressão do preparo radicular deve incluir todos os preparos radiculares, juntamente com as áreas de suporte da prótese. Quando são encontradas dificuldades com a preparação individual da raiz, é necessária uma técnica de transferência de coifa. Um molde mestre com detalhes de todos os preparos radiculares, juntamente com a área de suporte da prótese, é essencial para determinar o caminho de inserção da secção removível. Este caminho deve ser claramente marcado e os acessórios podem ser alinhados com ele. As restaurações radiculares, incluindo a parte macho dos encaixes que lhes foram soldados, são verificadas quanto à adaptação e contorno e deixadas na boca. As secções fêmeas correspondentes são então colocadas sobre elas e é removida resina acrílica suficiente da prótese para assegurar que esta assenta sobre ambas as secções dos encaixes. São então cortadas pequenas aberturas de escape na parte oclusal lingual da prótese para que o excesso de resina autopolimerizável à volta do encaixe possa sair em vez de fluir para a superfície de impressão da prótese. Todos os componentes são agora removidos da boca, os preparos são secos, as restaurações radiculares são cimentadas e quaisquer possíveis áreas de rebaixamento são bloqueadas com cera. As secções femininas dos acessórios, juntamente com o espaçador, se aplicável, são colocadas sobre as unidades masculinas. Uma pequena quantidade de resina autopolimerizável é então colocada nas câmaras correspondentes da sobredentadura e a sobredentadura assenta, assegurando que está corretamente localizada na boca. Deve ser dado um tempo adequado para o endurecimento da resina antes de qualquer tentativa de remoção da prótese.

2. Processamento laboratorial:

Esta abordagem permite ao operador localizar os seus acessórios contra a prótese completa sem alguns dos perigos e complicações da utilização de resina autopolimerizável na boca. Contudo, introduz passos intermédios e requer ferramentas auxiliares especialmente produzidas. A técnica varia consoante o sistema de encaixe.

ACESSÓRIOS PARA SOBREDENTADURAS

O objetivo final do serviço protético é devolver ao paciente uma função tão próxima do normal quanto possível. O conceito básico da sobredentadura é preservar os tecidos moles e duros residuais. A estabilização mecânica pode ser melhorada através da incorporação da utilização de acessórios e dispositivos de retenção com os princípios básicos do desenho da prótese completa[2,42].

O sucesso do tratamento de sobredentadura depende da seleção adequada do encaixe para cada caso particular. A utilização de encaixes introduz outro fator na conceção básica da prótese, ou seja, a necessidade de um tipo exato de encaixe. A necessidade difere, dependendo da disponibilidade ou conveniência de resiliência e da adaptação geral da base da prótese sobre os tecidos moles e duros da área de suporte da prótese.

Os acessórios podem ser classificados de acordo com a forma, o desenho e a área primária de utilização, como se segue: (Mensor-1973)[44]

Coronal

- Anexos intracoronais

- Anexos extracoronais

Radicular

- Fixações de pinos de telescópio (botões de pressão)
- Acessórios para barras
- Articulações
- Unidades

Acessório

- Acessórios auxiliares
- Unidades de parafuso
- Conectores de lingueta
- Parafusos
- Estabilizadores/equilibradores
- Interbloqueios
- Pinos/parafusos
- Descansos

As próteses de sobredentadura também podem ser divididas em quatro tipos[2,42]

- Fixação de pernos

- ❖ Acessórios para barras
- ❖ Coroas telescópicas (copings)
- ❖ Acessórios magnéticos

FIXAÇÕES DE PREGOS:[2,42]

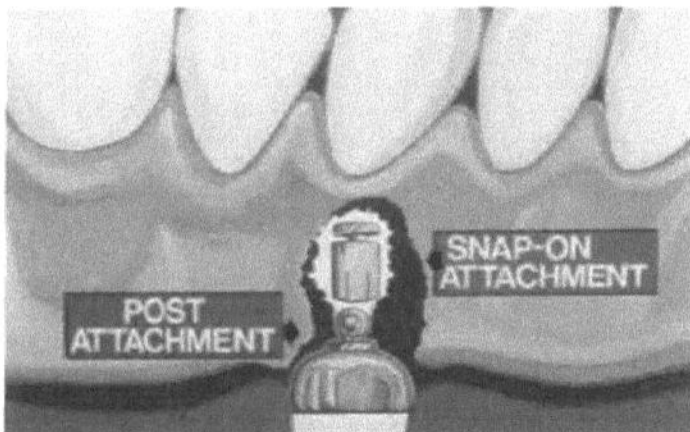

Fig. n.º 10.1: Fixação de pernos

Os acessórios de pernos são os mais simples de todos os acessórios, a maioria dos acessórios são fáceis de utilizar e possuem caraterísticas de retenção favoráveis. Poucos encaixes de pinos são totalmente rígidos e alguns são resilientes. Consiste numa porção macho e fêmea, uma na base da prótese e a outra fixada ao dente pilar.

A maioria das fixações do tipo perno pode ser considerada como "fixações de encaixe" e são as mais simples em termos de conceito. Podem ser resilientes ou não resilientes.

PINOS RESILIENTES:

Os sistemas de attachments resilientes são selecionados para realizar um serviço compensatório e para atuar como uma válvula de segurança para qualquer situação de sobrecarga. Não devem opor-se dois sistemas de attachments resilientes, a não ser que os attachments da prótese maxilar estejam bloqueados, pois a prótese maxilar recebe apoio adicional da cobertura palatina. Esta situação surge quando duas próteses híbridas se opõem uma à outra ou um aparelho mandibular se opõe à prótese maxilar.

Quando o aparelho mandibular se opõe a uma dentição natural, deve ser feita alguma provisão para o movimento, de modo a que o contacto máximo com os tecidos da base da prótese possa ser alcançado sob carga máxima. Na base da prótese bem desenvolvida, com um posicionamento cuidadoso dos encaixes, a necessidade de um sistema resiliente torna-se questionável. Não deve ser feita nenhuma tentativa de equilibrar ou estabelecer registos permanentes ou procedimentos de revestimento sem bloquear os encaixes resilientes fora de função, porque a base se moveria e produziria marcações incorrectas das interferências.

A raiz retida com um acessório oferece retenção e orientação posicional ou direcional para o aparelho. Quando existe uma técnica inadequada ou incapacidade de desenvolver uma prótese bem ajustada base, o acessório resiliente dá alguma margem de manobra para a aceitação da prótese, permitindo um maior contacto com a base e apoio durante a função.

PINOS NÃO RESILIENTES:

Os attachments não resilientes são utilizados quando o espaço inter-oclusal é limitado. Devem ser utilizados quando os dentes estão estáveis ou quando o dentista não deseja que a sobredentadura se desloque ou possa deslocar-se.

Quando utilizar um pino resiliente?

Uma fixação resiliente permite que o tecido se comprima ligeiramente antes de ser transmitida qualquer carga ao pilar. É normalmente preferível:

- Quando existem apenas alguns pilares.

- Quando os pilares têm um suporte ósseo mínimo.
- Para próteses suportadas por dentes de tecido.
- Quando funciona em oposição à dentição natural.
- Quando é desejável uma ação multidirecional (rutura por tensão).
- Quando existe uma base de dentadura mínima.

Quando utilizar uma fixação de perno não resistente?

Uma fixação não resiliente não permitirá o movimento vertical (no entanto, pode permitir o movimento de rotação)

- Quando não é indicado qualquer movimento vertical.
- Quando se pretende uma prótese suportada por todos os dentes.
- Quando se pretende um aparelho com suporte de tecido dentário.
- Com pilares fortes com suporte ósseo máximo (metade ou mais).

- Quando funciona contra uma prótese resistente.
- Quando é possível uma base de prótese grande e bem ajustada.
- Quando há pouco espaço inter-oclusal.
- Em frente a uma prótese completa.

TIPOS DE FIXAÇÕES DE PINOS[2,,42]:

1. Ancrofix
2. Baer F.G
3. Punho de pressão Baer
4. Biaggi
5. Âncora Bona-Ball
6. Âncora de boa-fé
7. Âncora de cilindro de bona
8. Ceka
9. Botão Gerber
10. Introfix

11. Sistema Rotherman

12. Bloco de parafusos Shubiger

13. Ginta

14. Pargo de Qunilivan

15. Âncora Zest

16. Mini-B K

17. Sandri

18. Kurer Press Stud.

1. ANCROFIX:

O ancrofix é um sistema de botão de pressão resiliente composto por quatro partes, uma base de solda, uma cabeça de retenção substituível, um invólucro com quatro lamelas que podem ser activadas e um anel de Teflon para permitir que as lamelas funcionem em resina.

A altura total é de 3,2 mm.

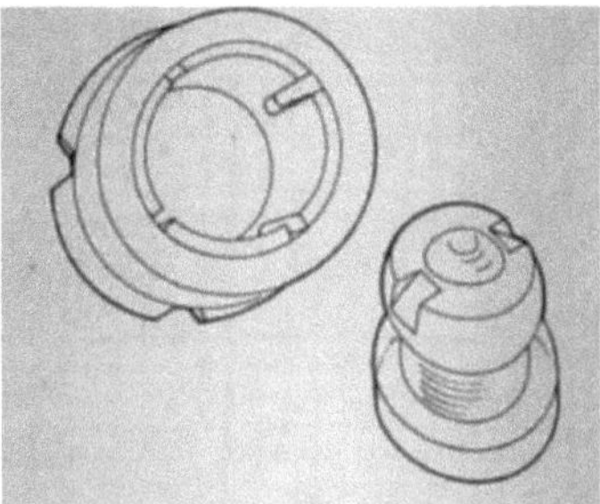

Fig. no. 10.2: Ancrofix mostrando a secção do perno roscado e a caixa com quatro lamelas rodeadas por um anel de Teflon

2. Baer F.G. (Friction Grip):

O Baer F.G. é um pequeno acessório com 2,2 mm de altura, tem um poste integral e uma base de soldadura. O invólucro tem duas lamelas horizontalmente opostas com um anel de cloreto de polivinilo (PVC) para assegurar o funcionamento, as lamelas proporcionam uma retenção ajustável do aperto por fricção.

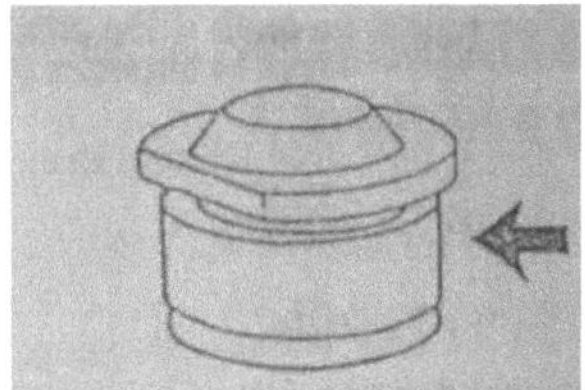

Fig. n.º 10.3: A fixação do urso de retenção é do tipo cavilha com um clip de retenção aberto horizontal coberto por um anel de cloreto de

polivinilo (seta) para proporcionar flexão

3. Baer Snap Grip:

O punho de pressão Baer é igual ao Baer F.G., exceto que é mais alto (2,6 mm) e tem uma haste macho cilíndrica escalonada.

Vantagens:

1. O punho de pressão é mais forte e mais retentivo do que o F.G;
2. As outras vantagens são as mesmas que para o Baer F.G

Desvantagens:

As desvantagens e as indicações são as mesmas que para o Baer F.G.

4. Biaggi:

O acessório Biaggi é semelhante à série Baer. O componente macho é constituído por uma base de solda com uma bola de divisão ajustável. Existe um anel de espaçamento para a resiliência do tecido. O encaixe fêmea tem duas lamelas horizontais ajustáveis (anel de divisão) que se enroscam no encaixe fêmea. A altura total é de 3,4 mm.

O acessório é recomendado para a aplicação de próteses em todo o corpo quando o espaço o permite e proporciona rotação, resiliência vertical e fixação.

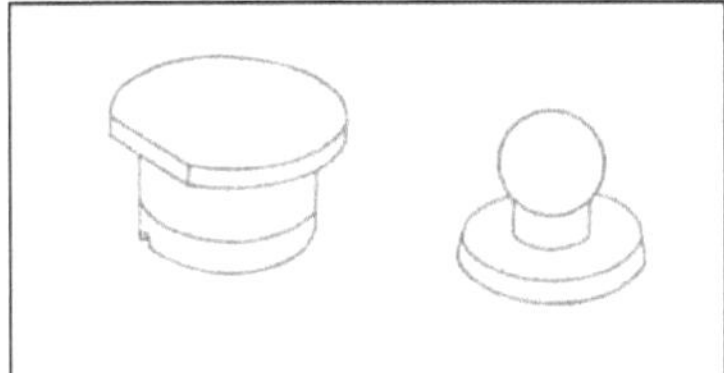

Fig. n.º 10.4: Fixação Biaggi

5. Âncora Bona-Ball:

É constituído por uma base soldada com uma esfera, um anel espaçador para a montagem e uma caixa regulável com quatro lamelas de mola assimétricas que asseguram a retenção. Um anel de PVC para assegurar a sua ação envolve as lamelas. A altura total do acessório é de 4 mm.

A âncora Bona Ball pode ser recomendada para próteses sobrepostas quando se pretende resistência à rotação e fixação.

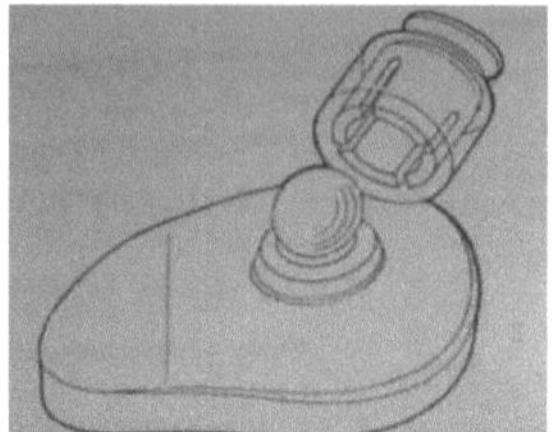

Fig. 10.5: Âncora Bona-Ball

4. Âncora de boa-fé:

A âncora Bona-Puffer tem o mesmo desenho que a âncora Bona-Ball, exceto que a bola é plana na parte superior e o componente fêmea contém uma mola helicoidal de aço inoxidável que proporciona uma translação vertical de 0,8 mm. A altura total do acessório é de 5,2 mm.

5. Âncora Bona-Cylinder:

A âncora Bona-Cylinder tem um desenho semelhante ao da âncora Bona-Ball e uma coroa telescópica em miniatura. O número de lamelas assimétricas é oito para proporcionar uma retenção mais suave mas mais precisa. A altura total é de 3,3 mm. Quando é utilizado um espaçador, a âncora Bona-Cylinder é alterada para a forma resiliente e a altura é aumentada para 3,7 mm.

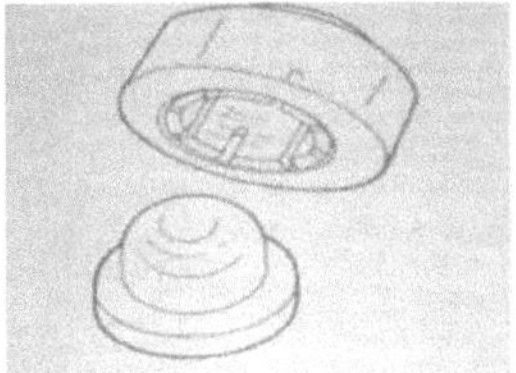

Fig. 10.6: Âncora cilíndrica Bona

6. Ceka:

O acessório Ceka é comercializado como um acessório universal de botão ou de barra. Como pino, consiste numa base de solda com um pino macho amovível, de forma cónica e com um topo arredondado com um diâmetro aumentado para retenção. O pino macho é esquartejado verticalmente nas secções flexíveis para encaixar o encaixe fêmea subdimensionado.

Um espaçador de processamento permite que o acessório Ceka forneça movimento vertical e rotacional. Uma versão mais recente do pino Ceka com um pino macho mais volumoso proporciona uma fixação relativamente rígida.

A altura total do acessório Ceka resiliente é de 4,1 mm e a altura total da nova Ceka sólida é de 3,65 mm.

A Ceka pode ser utilizada quando o espaço interoclusal é

suficiente e quando se pretende um movimento vertical e horizontal.

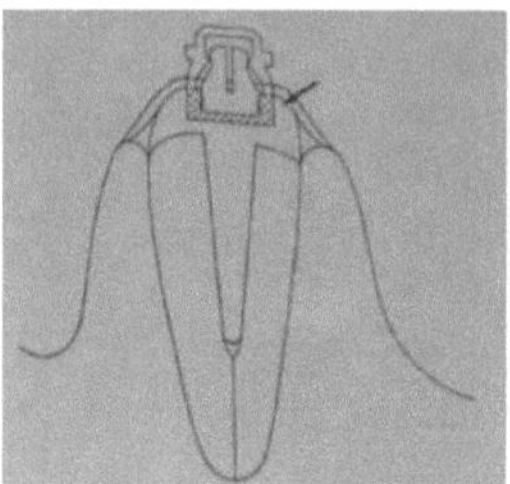
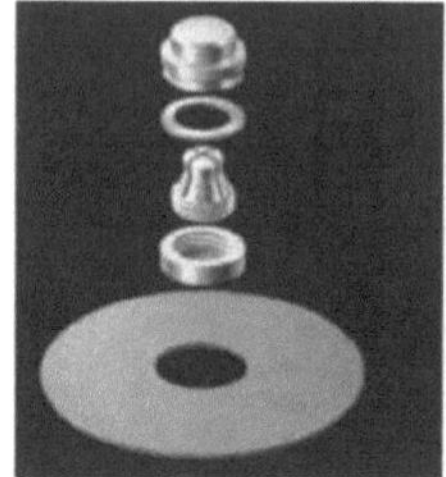

Fig. nº 10.7: Diagrama esquemático da Ceka Stud

9. Botão Gerber (não resiliente e resiliente)

GERBER NÃO RESISTENTE

O sistema Gerber, também conhecido como cilindro Gerber, é composto por cinco partes.

- Uma base de soldadura
- Um posto masculino
- Uma mola de retenção
- Um anel de retenção
- Uma caixa em forma de tenda

A altura total é de 4 mm. A caixa está disponível em aço inoxidável 18/8 ou metal precioso, enquanto o perno e a base de solda são de uma liga especial de alta fusão. Esta base de solda pode ser utilizada com o Gerber resiliente e o sistema de bloco de parafusos da Schubiger. Este sistema permite o desenvolvimento de uma barra de parafuso para uma esplintagem máxima e um futuro salvamento sem reconstruir toda a estrutura de suporte da cavilha.

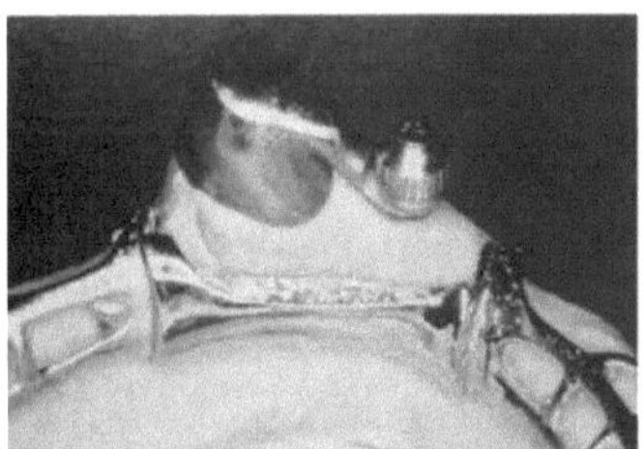

Fig. nº 10.8: Botão gerber não resiliente

GERBER RESILIENTE

O Gerber resiliente, também conhecido como puffer, é um acessório verticalmente resiliente, com mola, composto por nove partes e com uma altura total de 4,7 mm. É um dos mais sofisticados acessórios e um dos mais fáceis de utilizar.

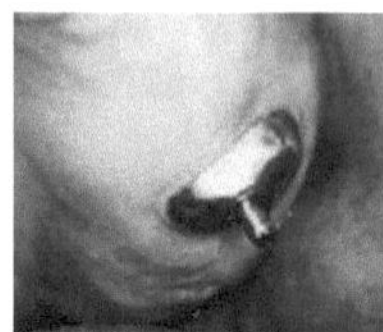

Fig. nº 10.9: Botão Gerber resiliente

10. INTROFIX

O Introfix é um acessório cilíndrico sólido que pode ser utilizado para pontes removíveis fixas, bem como para sobredentaduras.

É composto por três partes.

1. Uma base de solda que é comum à âncora Ancrofix.
2. Um invólucro cilíndrico fêmea.
3. Uma peça de fricção macho substituível e ajustável.

O poste macho é dividido longitudinalmente para permitir o ajuste da retenção.

As duas alturas disponíveis são 4,7 mm e 6 mm.

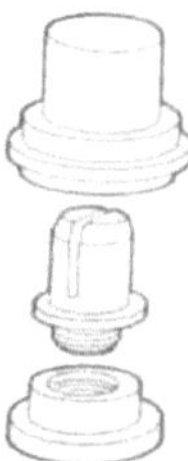

Fig. n.º 10.10: O Introfix é composto por três partes principais: a base de soldadura, o cilindro de retenção e a caixa.

11. SISTEMA ROTHERMANN

O sistema Rothermann é popular devido à sua baixa altura e montagem simples.

Rothermann Não resistente:

O acessório não resiliente Rothermann consiste em duas partes, um perno macho com um núcleo de solda para soldar à mão livre a um coping e um grampo fêmea que consiste numa viga de retenção perfurada com uma extensão de anel C dividido. Os acessórios não requerem mandris para alinhamentos e são económicos. A altura total é de 1,1 mm. O binário de aperto é absolutamente mínimo.

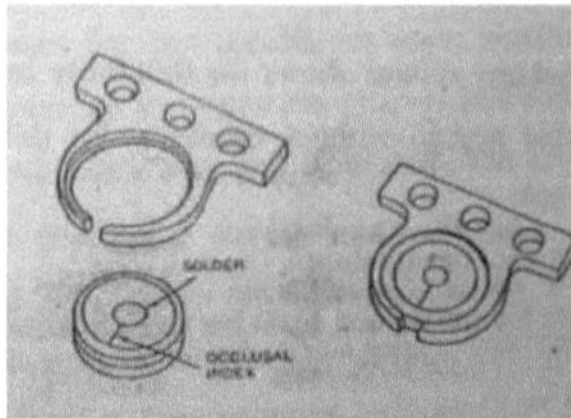

Fig. 10.11: O acessório Rothermann tem um grampo C integrado e uma barra de retenção fabricada numa liga altamente elástica. O pino tem um núcleo de solda incorporado para soldar à mão livre

Rothermann Resiliente:

É igual ao não resiliente, mas a altura total do macho e do perno é de 1,7 mm. Existem dois espaçadores para montagem, de modo a que o acessório possa permitir algum movimento vertical e rotacional suportado pelos tecidos. O acessório resiliente de Rothermann é recomendado para overdentures quando o espaço é limitado, os dentes são divergentes e se pretende movimento vertical e rotacional para além da fixação. Não existe qualquer binário nos dentes devido ao movimento.

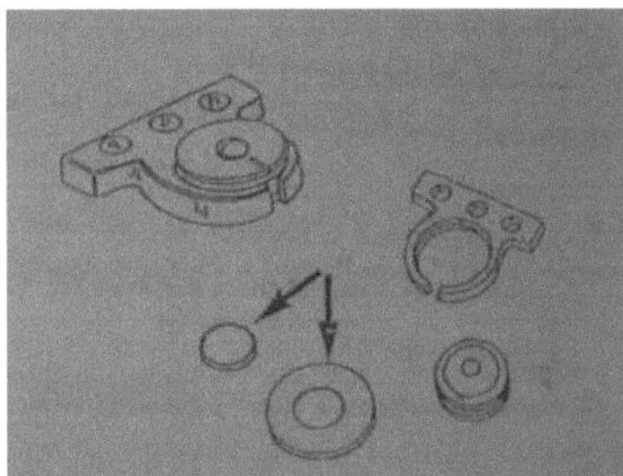

Fig. n.º 10.12: O acessório resiliente de Rothermann tem dois espaçadores de 0,6 mm (setas) para proporcionar resiliência

12. BLOCO DE PARAFUSOS SCHUBIGER

Este sistema é composto por um bloco de parafusos curto para a fixação de barras, um bloco maior para pontes fixas amovíveis e um sistema de núcleo de tampa individual. O Schubiger básico, que é utilizado para sobredentaduras, é constituído por estas peças, a base de solda comum ao sistema Gerber, uma manga em metal cerâmico e uma porca de capa. A altura total é de 2,8 mm, o sistema é utilizado para conectar juntas de barras e unidades de barras aos dentes de ancoragem e para servir de conexão para barras quando os dentes são marcadamente divergentes.

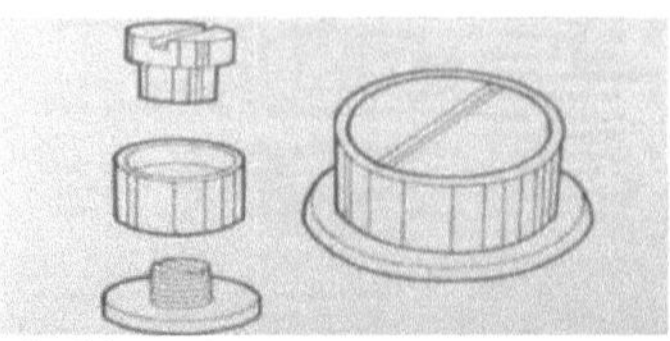

Fig. n.º 10.13: O Schubiger é composto por três partes: base de solda, manga de metal cerâmico e uma porca de capa que parece um parafuso

13. GINTA

O acessório Ginta é semelhante ao sistema de ancoragem Zest, na medida em que uma manga metálica é cimentada numa raiz tratada endodonticamente, com ou sem uma coifa fundida. A manga recebe uma mola dupla longitudinal com uma curva de retenção. A mola é encaixada na resina da prótese e fixa a prótese à raiz. Existe uma ligeira mobilidade horizontal e vertical com a Ginta . O comprimento total da bucha é de 7mm, o botão de retenção é de 2mm.

14. QUINLIVAN SNAPPER

O encaixe Quinlivan é um padrão de fundição de resina em forma de bola para o componente macho e uma tampa de resina pré-fabricada com um O-ring que se encaixa no pino macho em forma de bola. O padrão macho é incorporado na cera do coping e fundido diretamente com o coping e a cavilha.

A tampa de plástico é recolhida na boca com resina pela base da prótese completa. O O-ring de borracha proporciona a retenção e pode ser facilmente substituído. O desenho permite o movimento de rotação, mas com um binário mínimo no dente. A altura total é de 3 mm. Este acessório é económico, proporciona uma boa retenção e é fácil de utilizar.

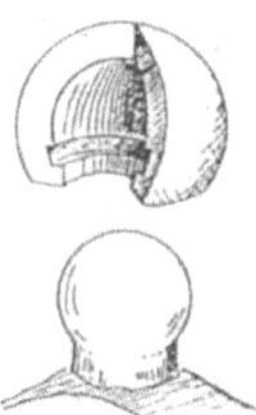

Fig. n.º 10.14: Fixação Quinlivian mostrando a esfera macho e a caixa fêmea cortada mostrando a ranhura para o anel "o" de borracha

15. ÂNCORA ZEST

A âncora Zest consiste numa manga semelhante ao acessório Ginta e num poste macho de nylon com uma "cabeça esférica" que se assemelha a um "Gerber invertido". O sistema foi concebido para ser utilizado com ou sem uma cobertura. Como acessório sem coifa, é perfurado um espaço de cavilha e a manga é cimentada à raiz clínica reduzida. O pilar macho pode ser processado em laboratório, mas normalmente trata-se de um procedimento de cadeira em que o pilar de nylon é colocado na manga e é apanhado na resina da prótese. A alavancagem e o torque no dente podem ser considerados zero.

O comprimento total da manga é de 6 mm e pode ser reduzido para 3 mm. O comprimento total do poste de nylon com base de captação em 5-7 mm é 3 mm mais alto do que a superfície da raiz para a captação da resina. Os postes de nylon foram modificados para achatar a porção esférica nos seus lados para reduzir a resistência hidráulica à inserção que apresentava problemas com os desenhos anteriores de .

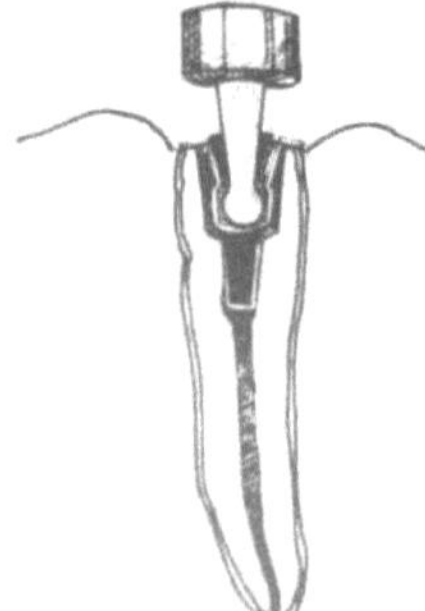

Fig. nº 10.15: Fixação ilustrada da âncora Zest

17. Sandri

A fixação de pinos Sandri é a mais pequena âncora esférica de junta universal ajustável disponível. A caixa roscada em aço inoxidável tem 2,5 mm de altura e a altura total é de 2,8 mm. A retenção interna ajustável é controlada por um cilindro de retenção dividido em vez de uma mola C.

O acessório Sandri consiste num pino de metal precioso, base de solda roscada, um invólucro de aço inoxidável roscado e uma tampa que transporta o cilindro de anel dividido ajustável. Proporciona uma rosca de bloqueio positivo ao plástico, em comparação com a relação metal-PVC-anel-plástico comum a muitos outros acessórios de pernos. Uma caraterística única do Sandri é o poste de montagem roscado que coincide exatamente com o alojamento roscado , proporcionando uma transferência posicional absoluta do acessório para a prótese.

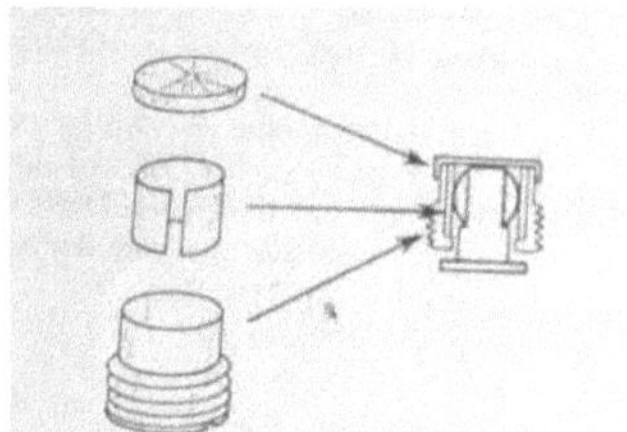

Fig. n.º 10.16: Acessório Sandri: Em cima, à esquerda, tampa metálica da caixa.

Cilindro de retenção em aço inoxidável, dividido ao meio, que encaixa no pino esférico à direita. Em baixo, alojamento do parafuso roscado que constitui o corpo do parafuso fêmea

18. Kurer Press Stud:

Trata-se de um acessório único, o parafuso Kurer tem roscas em forma de S que reduzem a possível fratura do parafuso ou o aumento da tensão na raiz tratada endodonticamente. A cabeça tem uma forma semelhante à do pino macho Ancrofix. A altura total é de 3,8 mm

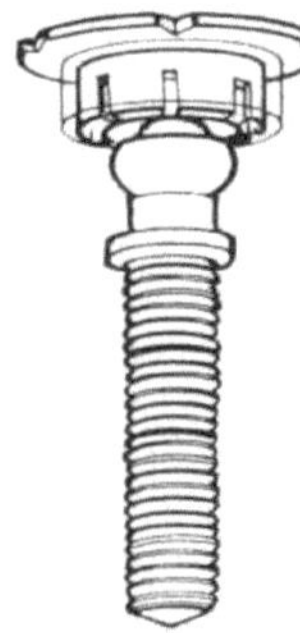

Fig. n.º 10.17: O perno de pressão Kurer é composto por uma caixa fêmea e um perno macho que se fixa ao parafuso Kurer

ANEXOS DE BARRA :

As articulações de barra permitem alguns movimentos entre a sobredentadura e o encaixe da barra. Podem ser subdivididas em articulações de barra de manga única e articulações de barra de manga múltipla. Os encaixes de barra consistem normalmente em duas partes: uma barra e uma forma de cursor ou clip de retenção. A barra é fixada a duas ou mais coifas ou coroas suportadas por parafusos ou cavilhas e o clip de retenção à sobredentadura. Este sistema também permite a aplicação de férulas.

EM COMPARAÇÃO COM A FIXAÇÃO POR PINOS:

A esplintagem de dois ou mais dentes com uma barra produz uma estabilidade semelhante à fixação rígida do tipo pino quando a sobredentadura está colocada. A questão que surge imediatamente é se a base da dentadura é tão bem desenvolvida que a barra serve apenas como um dispositivo de fixação, qual é a diferença no resultado da esplintagem obtida na prótese de pino e na prótese de barra. Teoricamente não há diferença, mas o tipo de pino permite um movimento independente, e se um dente for especialmente fraco, o dente forte pode servir como ponto de apoio para o movimento do dente mais fraco na prótese.

Com as unidades de barra e articulações, muitas vezes a barra articula-se em mais de um plano. Em vez de a prótese mover um dente, todos ou nenhum se movem sob uma carga funcional. Com a fixação de barra, um dente mais forte e um mais fraco podem ser esplintados com o resultado de que o dente mais forte fortalece o dente mais fraco e o dente mais fraco enfraquece o dente mais forte. Ao fazer a sobredentadura, apenas o pino, a barra e alguns dos acessórios são de interesse. Os acessórios de barra dividem-se em dois grupos.

1. Unidades de bar.
2. Juntas de bar.

Proporcionam fixação para a sobredentadura e esplintagem para os restantes dentes. As unidades de barra proporcionam uma fixação rígida para a sobredentadura, enquanto as articulações de barra permitem um certo grau de movimento rotacional ou de resiliência, ou ambos.

Unidades de bar:

As unidades de barra são selecionadas com base no espaço disponível, na forma e curvatura do rebordo e no tipo de defeito a ser substituído. As unidades de barra são ideais para a substituição de defeitos de tecido grosseiro, bem como para o suporte de uma prótese sobreposta.

As funções primárias das unidades de barra são a esplintagem e o transporte posicional do aparelho. A maioria das barras fabricadas em laboratório, como as barras Gaermy ou Steiger-Boitel, são consideradas unidades de barra.

O acessório de barra habitual une dois ou mais dentes. A maioria das barras pré-fabricadas é feita de uma liga de alta resistência, de modo que o tamanho não desempenha qualquer papel na seleção de casos de curta duração.

O principal fator determinante na seleção do tamanho adequado da barra é o espaço disponível no caso específico para assegurar a rigidez da tala. É sempre desejável selecionar o maior tamanho possível para o espaço sem afetar a relação vertical, a oclusão ou o contorno da prótese.

O efeito de esplintagem e a resistência da restauração também são controlados pelo número de pilares e pela sua localização, bem como pela dimensão da barra. Os casos de barras corretamente desenhados têm retenção, ajuste de retenção e desgaste na porção fêmea do acessório, reduzindo o desgaste da barra e a necessidade de uma barra de maior dimensão. A única razão convincente para utilizar uma barra de grande diâmetro é a necessidade de abranger uma área edêntula longa para que a barra possa resistir ao potencial de força.

Uma unidade de barra pode ser convertida para a função de uma unidade de barra, dobrando-a numa forma diferente da fornecida pelo fabricante. Tecnicamente, qualquer acessório de barra para dobrar, cortar ou soldar requer recozimento seguido de um tratamento térmico de alinhamento e a resistência original da liga. O corte, a dobragem e a soldadura produzem uma barra mais fraca do que a dobragem isolada devido à diferente estrutura cristalina da junta de soldadura.

UNIDADES DE BARRA

1. Bar Andrews

A barra Andrews é constituída por uma série de barras de fricção austeníticas curvas de diferentes raios, com os correspondentes cavaleiros de retenção.

2. Unidade Bar Ceka

A unidade de barra Ceka padrão tem a mesma altura que a junta de barra Ceka de 4,5 mm e consiste em um ou mais pinos básicos Ceka incorporados em uma barra retangular. A Mini Ceka tem 3,1 mm e inclui unidades de retenção em acrílico.

A barra Ceka utiliza um pino Ceka de encaixe exato, que é um flange cónico dividido com uma ponta esférica. O pino pode ser separado da base, que é incorporada na prótese.

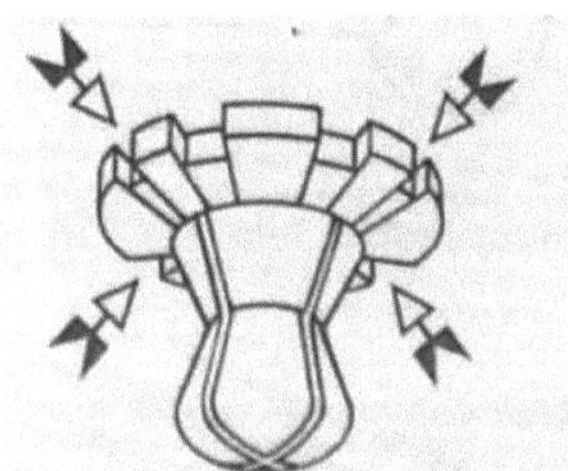

Fig. no.10.18: A Mini Ceka está disponível para overdentures em design de barra e OL.

O design de retenção acrílico (seta) elimina a porca de retenção do design original ceka

3. Unidade Dolder Bar

A unidade de barra Dolder tem um perfil de "janela de igreja" em contraste com a junta "em forma de ovo". É constituída por uma barra e pelo mesmo cavaleiro, mas possui uma malha de retenção para a junta. A unidade é rígida e está disponível num tamanho padrão de 4,65 mm de altura. Esta barra pode ser unida a dentes divergentes através do sistema Schubiger.

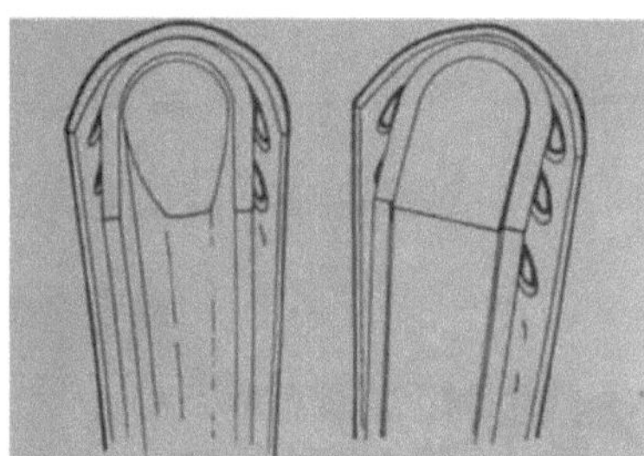

Fig. n.º 10.19: A junta de barras (à esquerda) tem a forma de ovo para permitir o movimento e a unidade de barras (à direita) tem a configuração de janela de igreja e é rígida

JUNTAS DE BARRA

1. Bar Ackermann

O sistema Ackermann é um acessório de barra e de cavalete. Os riders são clipes que têm asas de retenção numa orientação linguofacial e medem 3,6 mm de comprimento.

O clip é utilizado em três tipos de bases.

a. Barra redonda - 1,8 mm

b. Barra oval - 1,5 por 2,5 mm

c. Barra em forma de ovo - 1,65 mm por 2,5 mm

A barra está disponível em vários comprimentos, sendo os mais comuns 5 mm, 10 mm e 15 mm. A barra redonda é a mais popular da série Ackerman, pois pode ser facilmente dobrada e adaptada às irregularidades do cume. Os passeios têm espaçadores de latão para processamento. Este sistema é popular para a fixação de juntas de barras e muitas vezes é incorporado com uma fixação de bloco de parafusos nos copings.

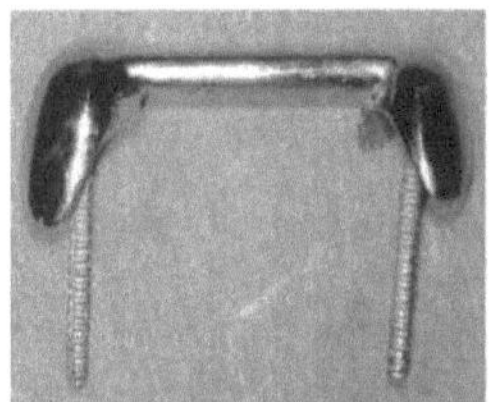

Fig. n.º 10.20: Bar Akermann

2. Clipe de padeiro

O Baker Clip é um pequeno conetor de junta disponível em dois tamanhos, um para encaixar uma barra de calibre 12 e outro para encaixar uma barra de calibre 14. Ambas as secções têm 6 mm de comprimento e não têm asas de retenção. A retenção é obtida através da soldadura de um laço, dobrando as extremidades ou entalhando a superfície. O comprimento do clipe permite a divisão em duas unidades.

3. C.M. Rider

A sua conceção é semelhante à do Ackermann. As asas de retenção encontram-se em ambas as extremidades na parte superior do cavaleiro. É fornecido em duas configurações: uma com flanges curtas e outra com flanges longas. A mais curta é a mais popular. Tem um calço de 0,5 mm para o fabrico da coluna, movimento vertical e uma barra de cavaleiro

com um diâmetro de 1,9 mm. O cavaleiro tem 2,7 mm de altura e 2,6 mm de comprimento

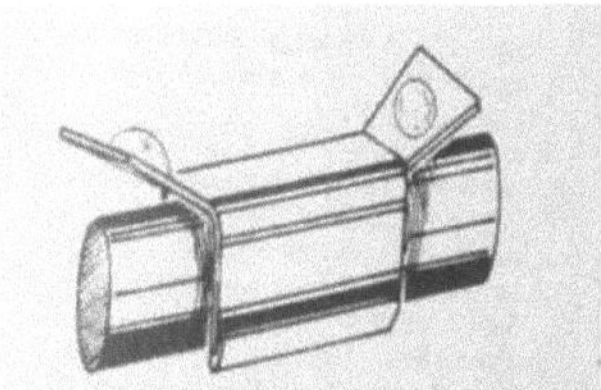

Fig. 10.21: C.M rider é um sistema de clipes com 2,7 mm de altura e asas de retenção em resina.

4. Ceka Bar Joint

A barra Ceka consiste em uma série de um ou mais elementos de retenção Ceka em uma configuração de barra retangular. A unidade de retenção Ceka consiste num pino macho de flange dividido substituível que é cónico longitudinalmente com uma cabeça em forma de bola. O pino é ajustável para retenção tipo clip e é substituível na base de solda metálica que está incorporada na prótese. A altura total é de 4,5 mm e para a Mini Ceka é de 3,1 mm.

5. JUNÇÃO DE BARRAS DOLDER

A junta de barra Dolder consiste em barras em forma de ovo de qualquer comprimento, um espaçador de latão para proporcionar resiliência e um canal de cavaleiro com uma flange de retenção integral. A junta é composta por duas configurações, um tamanho padrão de 4,65 mm de altura total e uma barra Micro Dolder com uma altura total de 3,6 mm.

Os canais de cavaleiro podem ser utilizados como fornecidos ou seccionados em clips mais pequenos. A malha de retenção na base de resina proporciona a melhor retenção de todos os clips Dolder.

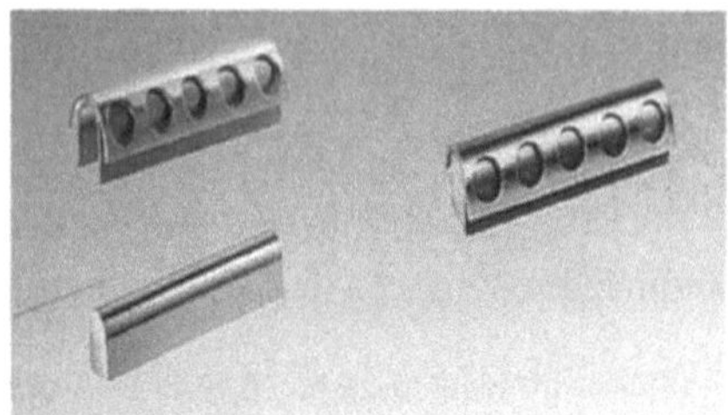

Fig. no.10.22: Junta de barra Dolder

6. Junta de bar Hader

A junta de barra Hader é constituída por formas de plástico pré-fabricadas, secções de barra de plástico de 5 cm, em forma de buraco de fechadura, sendo a maior parte do volume constituído por clips de processamento de secções de barra redonda de 1,9 mm, uma série de clips de plástico resilientes com 5 mm de comprimento por 4 mm de altura e uma ferramenta de assentamento de cavaleiro.

As caraterísticas únicas deste sistema são o facto de as bases poderem ser fundidas em qualquer liga de restauração ou liga não preciosa e de os pacientes poderem efetuar eles próprios a manutenção dos cavaleiros. É o menos dispendioso dos sistemas de articulação de barra e o torque nos dentes é reduzido. Estão agora disponíveis clips mais curtos com 5 mm de comprimento por 3 mm de altura.

A articulação de barra Hader pode ser recomendada para sobredentaduras devido à caraterística do padrão de barra de resina, bem como ao próprio cavalete. Os grampos de plástico permitem uma retenção mínima e servem como bons "grampos de treino" intermédios até que os grampos metálicos possam ser substituídos.

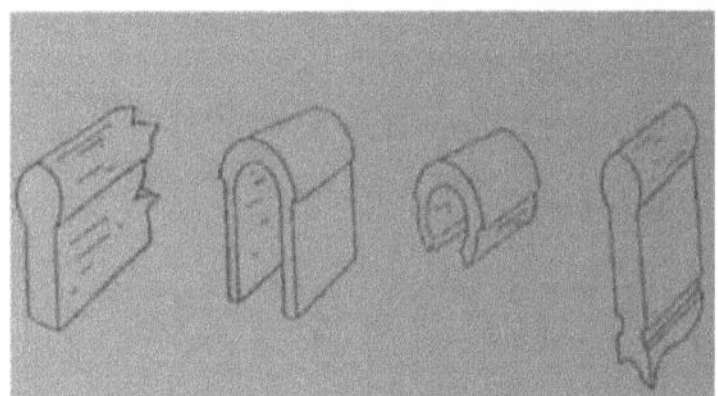

Fig. n.º 10.23: Barra Hader (da esquerda para a direita): padrão de resina da barra macho em forma de buraco de fechadura, cavaleiro fabricado em teflon e clip de nylon fêmea e ferramenta de inserção

ACESSÓRIOS AUXILIARES :

Os acessórios auxiliares para sobredentaduras consistem em parafusos de vários tamanhos que podem ser utilizados para reter barras ou uma coifa secundária que transporta barras e os conectores de lingueta, que são utilizados para fornecer ou aumentar a retenção de unidades de barra.

1. Parafusos

Os parafusos têm a vantagem de proporcionar uma esplintagem de fixação de barra amovível através da utilização de coifa secundária nas raízes ou como método de colocação de barra em dentes divergentes.

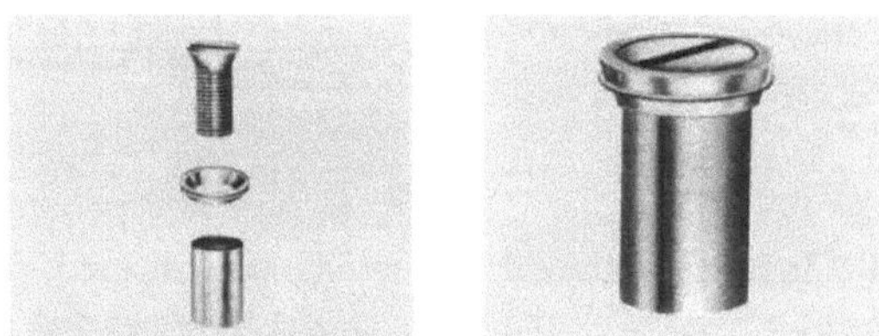

Fig. no.10.24: Parafusos

2. Ligações de lingueta

a. Presso-matic

Este é um conetor de lingueta disponível em dois comprimentos, 2,2 mm e 3 mm, e com duas configurações: cone flangeado ou cone liso. O diâmetro do presso-matic é de 2,6 mm. O presso-matic é composto por um invólucro, um êmbolo, uma almofada de nylon e um parafuso de bloqueio embutido. Estes conectores podem ser soldados ou fundidos na barra ou no cavaleiro.

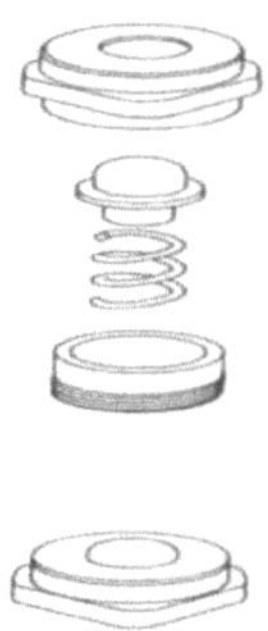

Fig. n.º 10.25: Complemento da retenção em barras fresadas de fabrico laboratorial e coroas telescópicas

b. Mini-Presso-matic

Trata-se de um conetor de lingueta utilizado para aumentar a retenção de uma unidade de barra. Tem um comprimento de apenas 1,7 mm e um diâmetro de 3,2 mm. É composto por um invólucro de liga metálica, um êmbolo de pino, uma mola de aço inoxidável e um parafuso embutido.

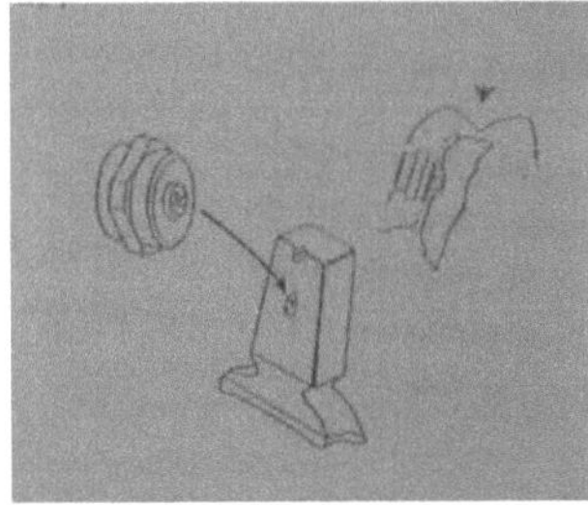

Fig. 10.26: O Mini Pressomatic (à esquerda) representa um conetor de

lingueta com carga típico utilizado para a retenção auxiliar de coroas telescópicas e sobredentaduras.

c. Ipso-Clip

O acessório é um conetor de lingueta que é utilizado para aumentar ou fornecer retenção para unidades de barra ou para os seus condutores. É composto por dois modelos diferentes, consoante a manutenção do êmbolo seja efectuada pela parte de trás ou pelo lado do êmbolo. É composto por uma caixa cónica, um êmbolo de pino, uma mola de aço inoxidável e uma placa de parafuso.

O clip Ipso é fornecido tanto em ligas fundidas como em ligas para soldadura. As dimensões são de 2,5 mm por um diâmetro cónico de 2,4 a 2,9 mm.

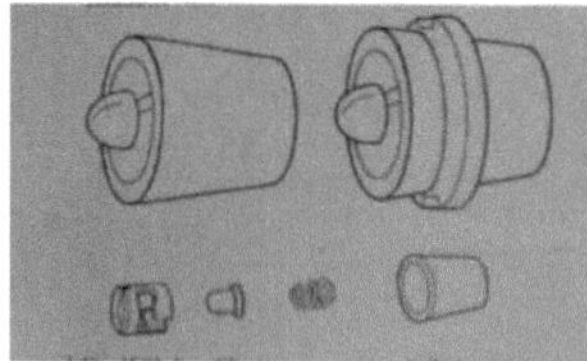

Fig. no.10.27: Clipe Ipso

ACESSÓRIOS MAGNÉTICOS:[47]

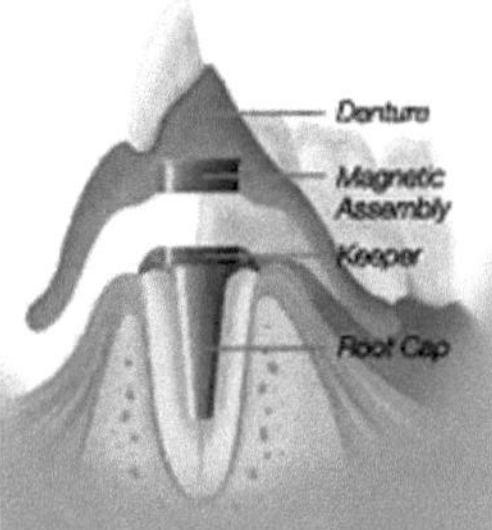

Fig. n.º 10.28

Estes ímanes têm sido utilizados nos últimos 60 anos. Até 1970, os ímanes utilizados eram feitos de uma liga de cobalto-platina ou Alnico, uma liga que continha alumínio, cobalto e níquel. Estas duas ligas produziam ímanes de disco que funcionavam bastante bem na atração emparelhada para próteses maxilofaciais multicomponentes. Demonstravam uma força de campo magnético elevada, mas a sua concavidade intrínseca era baixa, o que significava que não podiam ser reduzidos a um tamanho que pudesse ser utilizado em próteses sobredentadas. A introdução de ligas de terras raras com uma elevada intensidade de campo magnético e uma elevada concavidade permitiu a produção de ímanes não muito maiores do que os retentores de pinos. O trabalho pioneiro foi liderado por Gillings na Universidade de

Sydney. Ele desenvolveu um conjunto de pólos divididos utilizando ligas de samário-cobalto. Outra liga de terras raras com potencial são as ligas de ferro-neodímio-boro. Estas ligas podem produzir ímanes mais pequenos com uma força de campo igual ou superior.

Os sistemas anteriores eram de campo aberto, o que significava que os tecidos vivos estavam expostos a campos magnéticos. Gillings foi o pioneiro dos sistemas de campo fechado, em que os ímanes na base da prótese encostam a um detentor na face da raiz. Este suporte é um material ferromagnético como o aço inoxidável ou uma liga de platina de alta qualidade. Isto assegurava que os campos magnéticos se restringiam à área local.

Vantagens :

As vantagens destes sistemas são o facto de a via de inserção não ser muito importante, pelo que os doentes debilitados e artríticos podem utilizá-los eficazmente. Os procedimentos laboratoriais são muito menos exigentes em comparação com os outros sistemas de fixação. A redução do tamanho permitiu a criação de desenhos em sanduíche, em que um íman é colocado entre duas placas ferromagnéticas, o que ocupa muito menos espaço.

Desvantagens :

As ligas magnéticas são susceptíveis à corrosão no ambiente oral. A corrosão do íman leva a uma diminuição drástica da retenção. Foram concebidas várias técnicas para evitar este fenómeno indesejável. Uma das questões era que qualquer proteção oferecida tinha de ser em camadas muito finas para que a força do campo magnético não fosse afetada e também para que a cobertura não interferisse com os requisitos de espaço. Isto continua a ser um problema e é uma área de investigação considerável. Foram desenvolvidas várias mangas resistentes à corrosão de metais, polímeros, etc., que podem abrandar a corrosão.

LOCALIZADORES:[42,,48]

O acessório de retenção radicular Locator (Zest Anchors, Escondido, CA: (800) 262-2310) é classificado como um acessório supra-radicular, com dobradiça universal, resiliente para raízes tratadas endodonticamente. É indicado para utilização com sobredentaduras ou próteses parciais, retidas no todo ou em parte por raízes tratadas endodonticamente na mandíbula ou maxilar. É contraindicado quando é necessária uma ligação totalmente rígida. Os encaixes supra-radiculares (design auto-localizável) permitem aos pacientes assentar facilmente a sua sobredentadura sem necessidade de um alinhamento exato dos componentes de encaixe. Foi concebido com uma saia de localização que assenta sempre o encaixe no local correto, independentemente da capacidade ou destreza do doente. É ideal para doentes com AVC ou artrite que tenham a destreza comprometida e dificuldade na colocação exacta da sobredentadura.

O macho Locator pivotante permite uma ligação resiliente para a prótese. O macho de nylon retentivo permanece completamente em contacto com o encaixe fêmea, enquanto as suas tampas de prótese metálicas têm uma gama completa de movimentos de rotação sobre o macho. A retenção dupla única (interior e exterior) proporciona ao encaixe Locator uma maior área de superfície de retenção do que outros encaixes. Foi efectuado um teste pelo fabricante para comparar a área de superfície de retenção de três encaixes dentários. O componente da prótese removível para cada tipo de acessório foi medido por um comparador para determinar a área real da superfície de retenção de contacto . A área de superfície de retenção medida do acessório Locator foi 1,3-1,8 vezes superior à dos outros acessórios, o ZAAG e o ERA.

A Delsen Testing Laboraties, Inc. realizou um teste de inserção e extração de perda de retenção. O acessório Locator não se desgastou até 110.000 ciclos terem sido completados. O acessório ZAAG desgastou-se em 12.000 ciclos e o ERA em 4.000 ciclos.

Este novo encaixe Locator cria um encaixe mais duradouro e mais retentivo para sobredentaduras suportadas por raízes e implantes. O desenho supra-radicular inclui a opção de um pilar reto ou dois pilares angulados (10 e 20 graus) para acomodar raízes divergentes. Dois machos de retenção diferentes permitem a escolha entre uma retenção regular (5,0 libras) ou uma retenção ligeira (1,0 libras), de acordo com as necessidades do paciente.

Os encaixes macho do localizador estão disponíveis em diferentes quantidades de retenção. O encaixe macho preto fornece a menor quantidade de retenção com 1,0 libra: o encaixe macho cor-de-rosa fornece 3,0 libras de retenção; e o encaixe macho branco fornece 5,0 libras de retenção e é considerado o normal ou padrão para este sistema. Com dois a quatro dentes do pilar, deve ser utilizada a retenção máxima (o macho branco com 5,0 libras por encaixe). Se forem utilizados mais de quatro pilares, pode ser utilizada qualquer combinação de acessórios pretos, cor-de-rosa e brancos para criar a retenção máxima para a sobredentadura (20 libras é o ideal). Se houver demasiada retenção com estes encaixes (seis encaixes brancos equivalem a 30 libras de retenção), a sobredentadura não pode ser removida facilmente. Escolha o revestimento de retenção de nylon Locator final com base na quantidade máxima de retenção necessária para reter a sobredentadura.

Contra-indicações para a utilização do Locator root attachment:

A largura da superfície da raiz deve ser igual ou superior a 4,0 mm. O comprimento da raiz deve ser igual ou superior a 7,0 mm.

O pilar Locator tem um comprimento de 6,0 mm, mas pode ser encurtado até 3,0 mm. O pilar Locator é cimentado no local, não é roscado ou aparafusado na raiz. É necessário ter cuidado ao perfurar a preparação do pilar para não perfurar ou fraturar a raiz devido ao seu pequeno diâmetro. O Locator não pode ser colocado em dentes incisivos ou laterais mandibulares ou em incisivos laterais maxilares (recomenda-se a colocação de mini attachments ZAAG (Zest Anchors) nestes dentes).

O Locator não pode ser utilizado quando já existe um pilar metálico no canal radicular (pode ser fundido um cast-to-ZAAG num coping por cima do pilar).

A relação coroa/raiz da alavancagem na estrutura de suporte da raiz é afetada pelo facto de uma ligação de fixação ser intra-radicular ou extrarradicular. O Locator é um acessório extra-radicular. Por conseguinte, quando a estrutura radicular de suporte é curta ou está comprometida, deve ser utilizado o acessório ZAAG devido ao seu rácio coroa/raiz mais baixo, o que será uma ligação mais suave.

A maioria dos pacientes com má higiene oral, dentes em falta, problemas periodontais e endodônticos e que parecem ser candidatos a próteses totais podem ser pacientes ideais para overdentures maxilares ou mandibulares. Os dentes ou raízes retidos manterão o osso alveolar, o que, por sua vez, suportará uma sobredentadura e evitará uma perda óssea rápida.[3] Devem ser dadas instruções sobre os cuidados a ter com as sobredentaduras aquando da sua colocação.

O diagnóstico e o planeamento do tratamento para estes

pacientes é essencial para o sucesso da sobredentadura. As extracções, a cirurgia periodontal e o possível enxerto ósseo com terapia endodôntica devem ser realizados no início do tratamento.

Técnica de colocação do Locator female em dentes naturais:

A coroa de cada dente selecionado para um attachment é decoronada até 1,0 mm supragengivalmente (Fig.10.29). Manter a parte superior da superfície radicular tão plana quanto possível, desde a parte mesial até à parte distal do dente, porque a papila interdentária é a parte mais alta da crista da crista. Isto deixa a porção vestibular e lingual do dente com mais de 1,0 mm supragengival. Estas serão reduzidas após a colocação do acessório Locator fêmea.

Ajuste o anel de referência de plástico branco na broca piloto para uma profundidade 1,0 mm maior do que o comprimento do pino fêmea (Fig.10.30). Utilizando a broca piloto numa raiz reta e seguindo o canal, faça a preparação inicial até à profundidade previamente selecionada (Fig.10.31).

Numa raiz não paralela, pode ser utilizado um acessório de 10 ou 20 graus para corrigir a divergência (Fig. 10.32). Após a preparação com a broca piloto, é utilizada a broca de diamante de escareação. A preparação com a broca de diamante de escareação é apenas um assento rebaixado muito superficial na superfície da raiz (Fig.10.33). O diâmetro maior da fêmea do localizador deve ter, pelo menos, metade da sua altura acima da superfície da raiz para que o macho da tampa do localizador encaixe completamente no lugar sem interferência (Fig. 10.34 e 10.35).

O poste paralelo Locator tem um objetivo duplo. Actua como um pino de paralelismo ao colocar vários acessórios e como uma pega para cimentar o acessório Locator na preparação concluída (Fig. 10.36 e 10.37). Cimente o Locator no sítio com cimento de resina composta ou um material à sua escolha (Fig. 10.38-10.40). Após o cimento ter assentado, complete o contorno final da raiz nas superfícies vestibular e lingual.

Coloque um conjunto de tampa Locator com macho de processamento preto em cada fêmea cimentada. Quando o revestimento de processamento preto é colocado para uma recolha acrílica no consultório ou para uma técnica de moldagem para colocação no laboratório, estabelece a resiliência vertical necessária para o macho final. Também permite que o encaixe da tampa metálica gire até graus iguais sem entrar em contacto com a superfície circundante da raiz. Efetuar uma moldagem utilizando uma combinação de material de moldagem de vinilpolissiloxano de corpo leve e pesado (GC America Inc., Alsip, Il: (800) 323-7063) ou qualquer material de moldagem de corpo firme. A impressão é mantida no lugar com muito pouca pressão para não comprimir o tecido mole posterior e perder a resiliência vertical incorporada no

o acessório Locator. Retire a impressão, deixando o macho da tampa de processamento no sítio (Fig. 10.41).

Coloque o análogo do Locator em cada um dos encaixes dos machos da tampa de processamento recuperados e volte a inserir na impressão (Fig. 10.42). A impressão é enviada para o laboratório para a construção do molde principal, que é uma duplicação exacta da posição do Locator female no paciente. É aplicado um material de borracha macia (Gi-mask, Coltene/Whaledent Inc., Mahwah, NJ: (800) 2213046) dentro e à volta das coifas de impressão na crista gengival e o molde de trabalho do laboratório é aplicado em pedra azul (Fig. 10.43). O macho da tampa de processamento preta é curado na sobredentadura utilizando técnicas normais de processamento laboratorial (Fig. 10.44).

Na sobredentadura concluída, o macho preto de processamento deve ser substituído pelo acessório macho branco de retenção final (Fig. 10.45). É utilizada uma ferramenta manual especial com um gancho para remover o macho preto de processamento. O encaixe macho retentivo final é encaixado na tampa metálica da prótese utilizando uma ferramenta de encaixe (Fig. 10.46). A sobredentadura está agora completa para ser entregue ao doente.

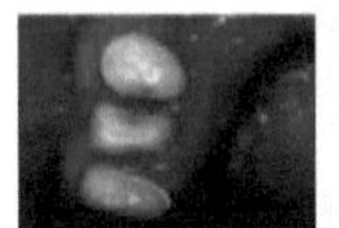

Fig 10.29 The crown of each tooth selected for an attachment is decoronated to within 1.0 mm supragingivally.

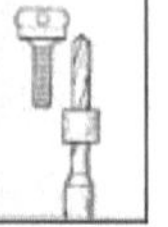

Fig 10.30 Locator with pilot drill

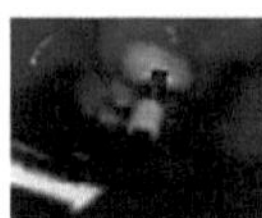

Fig 10.31 Make the initial preparation using the pilot drill to the depth selected previously.

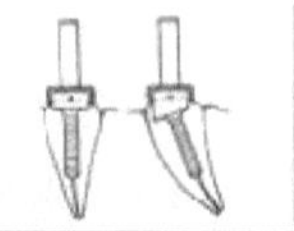

Fig 10.32 In a nonparallel root, a 10 or 20 degree attachment is useful to correct the divergence.

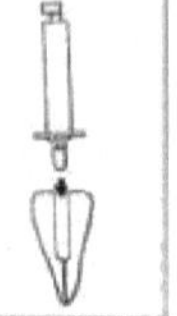

Fig 10.33 Preparation with the countersink diamond bur.

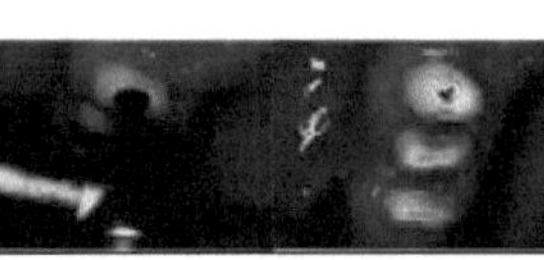

Fig 10.34 Clinical preparation with the countersink diamond bur (tooth No. 6).

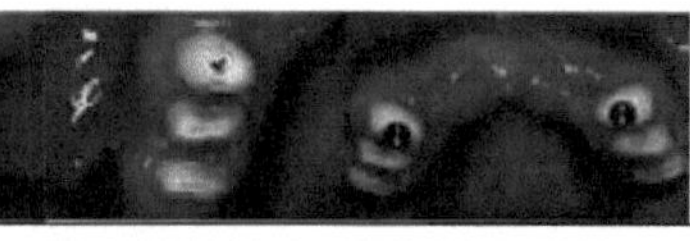

Fig 10.35 Preparation in root prior to cementing Locator female attachment (tooth No. 6).

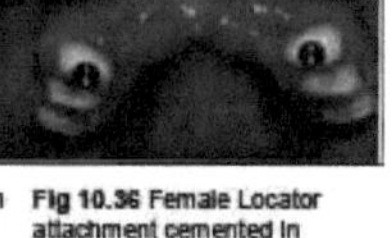

Fig 10.36 Female Locator attachment cemented in place on teeth No. 6 and 11.

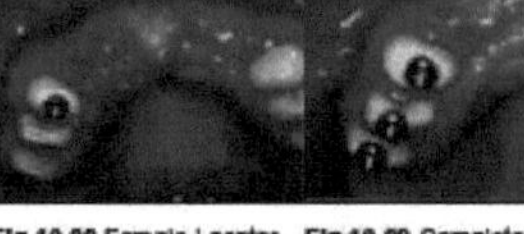

Fig 10.37 The Locator parallel post on teeth No. 6 and 11.

Fig 10.38 Female Locator attachment cemented in place on tooth No. 6.

Fig 10.39 Completed Locator female attachments cemented in place on teeth No. 4-6.

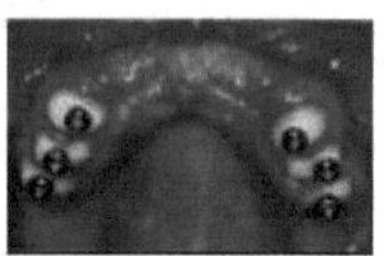

Fig 10.40 Completed Locator female attachments cemented in place on teeth No. 4-6 and 11-13.

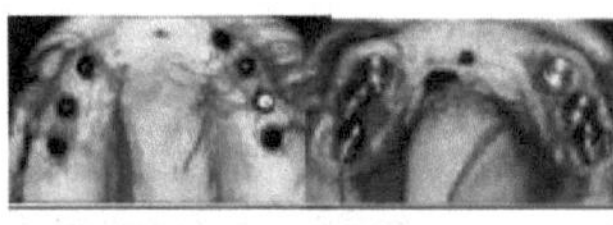

Fig 10.41 An example of the final impression from the mouth with processing cap males.

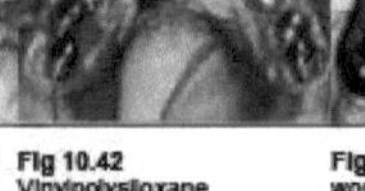

Fig 10.42 Vinylpolysiloxane impression with impression coping/analog assembly.

Fig 10.43 Laboratory working cast.

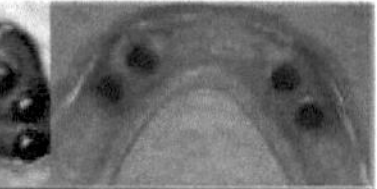

Fig 10.44 An example of the intaglio surface of the denture with the black processing males.

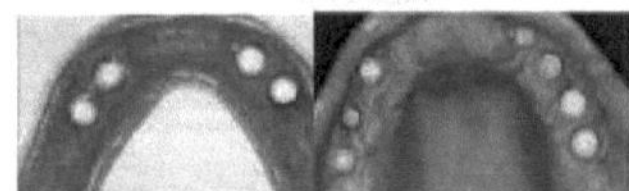

Fig 10.45 An example of the intaglio surface of the denture with the final white retentive male attachments.

Fig 10.46 An example of the intaglio surface of the denture with the male attachments.

Fixação intracoronal do poste:

A sobredentadura **EDS** AccessPost oferece mais vantagens do que qualquer outro pilar de sobredentadura passiva. O desenho do tubo oco de paredes espessas e os rebaixos da cabeça e da haste oferecem resistência, retenção e estabilidade, com a caraterística adicional de poder ser retirada. O acessório pode ser colocado sem assistência laboratorial, proporcionando uma sobredentadura simples e económica no consultório. Dá ao profissional a capacidade de aperfeiçoar uma técnica para uma variedade de situações clínicas. O sistema pode ser utilizado com o sistema patenteado EZ- Change keeper e com o sistema de inserção de tampa, permitindo uma substituição "rápida e fácil" da tampa de nylon. O rebaixamento do pilar no dente evita a elevada tensão apical sob função comum a outros pilares passivos.

Anel de vedação:

O anel de retenção de aço inoxidável cirúrgico para o encaixe OSO ajuda a assentar e a substituir o O-Ring de borracha e ajuda a preservar o acrílico à volta da abertura. O anel de retenção pode ser colocado à face da gengiva da prótese, reduzindo assim a altura necessária para o pilar macho, se assim o desejar.

Após a moldagem ou após a cimentação do pilar macho, assente o anel de processamento vermelho no anel de retenção e coloque-o no lugar no encaixe macho. Bloqueie a porção gengival do anel de retenção até à coifa ou base. O resto do processamento é efectuado como habitualmente.

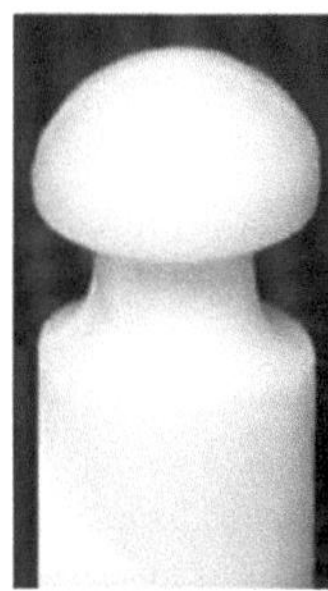

Fig. no.10.47: Anel em O

RHEIN 83 ANEXOS[49]

- Bloco pivotante

Os pilares de titânio fresado Pivot Block têm uma esfera estacionária e podem ser utilizados para uma solução temporária ou permanente. Os pilares de titânio Pivot Block estão disponíveis em diâmetros de esfera de 2,5 mm e 1,8 mm. As tampas elásticas Rhein83 asseguram uma retenção e função óptimas, minimizando o desgaste.

Existem cinco níveis de tampas de retenção, incluindo tampas extra-resilientes para situações radiculares precárias. Os níveis de retenção são identificados por tampões de cores diferentes. O cor-de-rosa é suave, o amarelo é extra suave, o preto é para processamento e o verde é elástico.

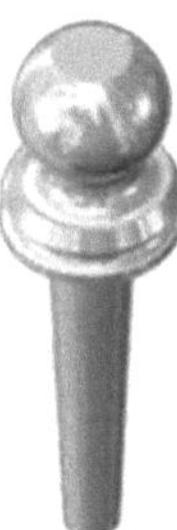

Fig. n.º 10.48: Bloco Pivotante Fixação do Reno

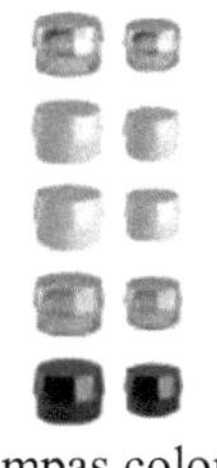

tampas coloridas

- Pivot Flex:

A linha Pivot Flex de pilares de titânio foi desenvolvida como uma solução económica para sobredentaduras suportadas diretamente "na raiz". O pilar Pivot Flex de auto-alinhamento apresenta uma esfera rotativa com um diâmetro de 2,5 mm e é indicado para raízes divergentes. Quando os pilares são utilizados com anéis direcionais para alinhar as cápsulas de retenção antes da fase de polimerização da resina, a inserção da prótese é fácil e sem traumas. Existem cinco níveis de tampas de retenção, incluindo tampas extra-resilientes para situações de raízes precárias. Os níveis de retenção são identificados por tampas de cores diferentes.

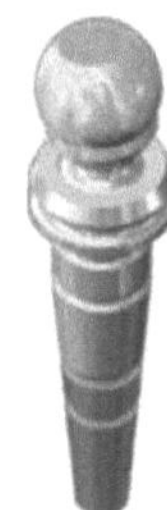

Fig. no.10.49: Pivô Flex

- OT Inversão 3:

O OT Reverse 3 é um sistema de fixação de pivô direto suportado pela raiz que proporciona retenção e estabilidade para próteses totais. A parte macho "dividida" do encaixe é fabricada em titânio que é incorporado num material de nylon macio. Os pivots fêmea têm uma forma única que foi concebida para se adaptar à maioria das estruturas radiculares restantes. O OT Reverse 3 é bem sucedido mesmo com um suporte ósseo mínimo da dentição remanescente. O sistema é económico com procedimentos laboratoriais e de consultório simples.

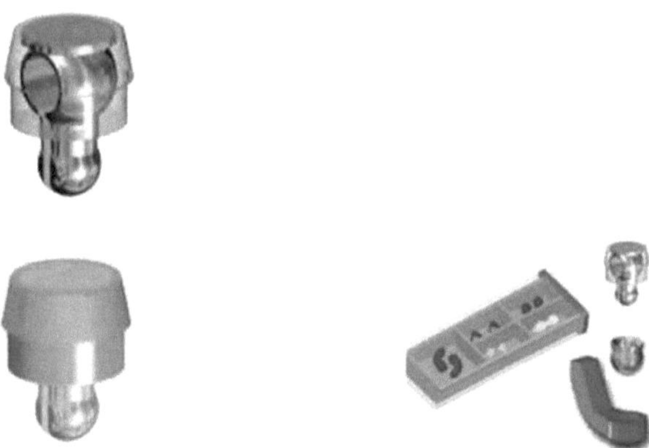

Fig. n.º 10.50: OT Reverse 3

SOBREDENTADURAS NÃO CONVENCIONAIS[2,41,42]

❖ SOBREDENTADURA TRANSITÓRIA

Uma sobredentadura transitória é obtida através da conversão de uma prótese parcial removível existente num estado de sobredentadura.

O objetivo deste tipo de tratamento é fazer o máximo pelo paciente com o mínimo de trauma para todas as partes envolvidas: paciente, dentista e técnico.

Vantagens:

1. A conversão de uma prótese existente numa sobredentadura é menos dispendiosa do que a construção de uma sobredentadura convencional.
2. Para além disso, a experiência anterior do doente com a prótese parcial permite normalmente uma transição suave para o estado de sobredentadura e uma interferência mínima na função e na aparência.

Desvantagens:

1. A extensão dos bordos, a estética, a oclusão, o suporte e a

estabilidade da prótese parcial removível são muitas vezes inadequados, especialmente após muitos anos de utilização, e dificultam uma conversão satisfatória.

2. A utilização de resina de autopolímero resulta frequentemente numa sobredentadura que é mais fraca e mais suscetível de quebrar do que uma que tenha sido processada.
3. Por conseguinte, a prótese convertida é considerada temporária ou uma sobredentadura provisória, a ser colocada após um período de transição adequado.

CONVERSÃO COM DENTES DE DENTADURA

Neste caso, os dentes de dentadura de resina são adicionados à prótese parcial antes de os dentes sem esperança serem removidos e depois de os dentes do pilar serem preparados. A prótese parcial funciona como uma prótese imediata que pode ser convertida numa sobredentadura de transição após a cicatrização adequada e o tratamento endodôntico dos pilares.

Overdenture de transição utilizando os dentes do próprio paciente

Este método é mais económico do que uma prótese imediata convencional.

Procedimento:

- É feita uma moldagem numa moldeira com hidrocolóide irreversível e é vazado um molde em pedra.
- É construído um rebordo de oclusão sobre uma base de resina para sprinkles.
- O registo da relatividade maxilo-mandibular é efectuado e transferido para o articulador de eleição com o molde ou prótese oposta.
- Os dentes em falta são dispostos e os dentes a reter são preparados no molde.
- Os dentes de resina são esmerilados para cobrir estas preparações.
- É feita a extração dos dentes sem esperança seguida da preparação dos dentes retidos.

- É efectuada uma impressão desta área em hidrocolóide reversível com a prótese provisória colocada e, em seguida, a área é moldada em pedra.
- As raízes dos dentes extraídos são cortadas e os diatórios são cortados na câmara pulpar.
- Estes dentes estão ligados à prótese através da matriz fixada com resina de autopolímero utilizando a técnica de aspersão.
- A sobredentadura de transição é acabada e polida.

Cuidados pós-inserção:

São fornecidas instruções de higiene oral e está prevista uma série de visitas pós-inserção para manutenção e assistência regulares durante o período de transição da sobredentadura.

Normalmente, a prótese de sobredentadura transitória é substituída por uma prótese de sobredentadura mais definitiva entre 8 meses e um ano.

❖ SOBREDENTADURA IMEDIATA

Uma sobredentadura imediata é uma sobredentadura construída para ser inserida imediatamente após a remoção dos dentes naturais. Pode ser utilizada como uma prótese provisória.

Vantagens:

1. Maior apoio e estabilidade proporcionados por dentes naturais retidos como pilares.
2. Preserva o rebordo residual através da retenção de dentes naturais.
3. Recebe uma resposta favorável dos pacientes.
4. O desconforto mínimo e a interferência com a função caracterizam normalmente a evolução pós-operatória.
5. A técnica de construção é relativamente simples.
6. As modificações para permitir um novo revestimento ou outros ajustamentos são relativamente fáceis.
7. Quando utilizada como prótese provisória, permite ao dentista uma ampla oportunidade de avaliar a resposta dos pilares e

dos tecidos de suporte a uma sobredentadura e de observar o efeito de procedimentos corretos de higiene oral.

Desvantagens:

1. As sobredentaduras imediatas, sendo feitas de resinas convencionais de base de dentadura, não são tão fortes como as reforçadas com peças fundidas de metal e são mais propensas a quebrar.

Procedimentos clínicos:

As impressões para as sobredentaduras imediatas podem ser efectuadas por vários métodos. No primeiro método, é feita uma impressão preliminar em alginato numa moldeira de reserva e é aplicado um molde em pedra artificial. De seguida, é feita uma moldeira personalizada.

No segundo método, é fabricada uma moldeira personalizada sobre a parte edêntula do molde. Depois de o rebordo ser moldado com o composto, é feita uma moldagem da área edêntula em pasta de moldagem de óxido de zinco eugenol ou em material de moldagem à base de borracha e é feita uma moldagem hidrocolóide irreversível de alginato numa moldeira de reserva colocada sobre a primeira moldagem e os restantes dentes.

Um terceiro procedimento, mais simples, elimina a necessidade de uma moldeira personalizada (Rudd e colaboradores, 1969). Utiliza-se uma moldeira de estoque e ela é personalizada adicionando-se um composto de moldagem à porção edêntula. Após a moldagem da porção edêntula da arcada, esta é removida e aparada para proporcionar uma folga de 0,64 cm para os dentes e de 0,32 a 0,64 cm para o tecido mole. O alginato é utilizado para efetuar a impressão final. Um adesivo ou fibras de algodão incorporadas na superfície quente da massa de impressão impede a separação do material de impressão de alginato da massa de impressão.

A verter o elenco:

É utilizado um procedimento de duas fases para vazar a impressão. O primeiro vazamento inclui a parte anatómica da impressão. A impressão com o gesso é colocada num suporte de bandeja, deixada a assentar e depois imersa em água limpa durante alguns minutos. De seguida, é vertida uma segunda mistura da pedra artificial para a base. A impressão é separada do molde no espaço de uma hora.

Registos de relações de mandíbulas:

Os registos interoclusais podem ser feitos com cera, pasta de impressão de óxido de zinco ou pedra artificial activada por slurry. Os gessos são montados num articulador utilizando pedra artificial activada por pasta. Uma transferência do arco facial facilita a montagem do molde maxilar no articulador.

Construir a sobredentadura:

Seleção e posicionamento dos dentes:

- A técnica de construção da sobredentadura imediata é uma modificação dos métodos descritos por Lord e Teel (1969), Brewer e Fenton (1973), Morrow e colaboradores (1973) e Morrow (1978).
- Os dentes da prótese com o molde e a cor adequados são selecionados e posicionados removendo um dente do molde e colocando o substituto correspondente para comparação.
- Todos os dentes, exceto os que servem de pilares, são substituídos por dentes de dentadura.

- A redução do pilar no molde deve ser inferior à prevista para o dente natural, que é preparado no momento da inserção.
- O vedante palatino posterior é colocado no molde antes da conclusão da preparação.

Procede-se ao enceramento e à preparação do frasco, seguindo-se o enchimento da sobredentadura com uma resina de base de dentadura convencional de cura a quente; no entanto, as resinas de "alto impacto" mais recentes, como a Hircoe ou a Lucitone 199, com as suas propriedades físicas melhoradas, podem resultar em dentaduras mais fortes e resistentes à fratura. Em seguida, procede-se ao acabamento e polimento das sobredentaduras.

Colocação de sobredentaduras:

Os dentes do pilar são preparados imediatamente após a remoção dos últimos dentes sem esperança e a colocação da sobredentadura imediata.

Preparação do pilar:

- Os pilares são reduzidos de uma forma semelhante à utilizada no molde, mas são mais pequenos para permitir a colocação da sobredentadura sem interferência.
- Os pilares devem ter 2 - 3 mm de altura e as superfícies axiais devem ser cónicas.
- As superfícies dos pilares são alisadas e são colocadas restaurações de amálgama nas superfícies oclusais ou incisais para selar o canal radicular.

Procedimentos cirúrgicos:

A sequência de remoção de dentes e, quando indicado, correcções de rebaixos, redução da tuberosidade e frenectomia deve ser feita se estiver formulada no plano de tratamento.

Colocação da sobredentadura:

- Os dentes anteriores são removidos quando a sobredentadura está pronta para ser colocada.
- Se os tecidos gengivais estiverem inflamados e houver uma

perda óssea visível, é levantado um retalho de tecido. Tem-se o cuidado de evitar rasgar ou lacerar o tecido.

- Os dentes são removidos o mais atraumaticamente possível e as irregularidades ósseas são removidas com uma lima de osso. As cristas alveolares labial e lingual são comprimidas suavemente com a pressão dos dedos. O excesso de tecido é retirado das margens com uma tesoura para tecidos e os tecidos são aproximados. São colocadas suturas entre as cavidades .
- A sobredentadura é colocada e a oclusão é verificada.
- O doente é instruído para não remover a sobredentadura até à primeira consulta pós-operatória, que está marcada para o dia seguinte. Nessa altura, a sobredentadura é removida e limpa, e são efectuadas as correcções indicadas.
- A sobredentadura imediata funciona como um stent cirúrgico durante o período de cicatrização.

Cuidados pós-inserção:

O curso pós-operatório do paciente com sobredentadura imediata é geralmente sem intercorrências, e o paciente tem um desconforto mínimo e uma função ininterrupta.

Adaptação da sobredentadura aos pilares:

- Os dentes da sobredentadura do pilar devem ser polidos antes da adaptação da sobredentadura.
- Os pilares são alisados com um disco de lixa de grão fino e polidos com uma taça de borracha e farinha de pedra-pomes.
- O Amalgloss pode ser utilizado para dar um brilho elevado à restauração de amálgama e às superfícies do pilar.
- A sobredentadura é adaptada aos dentes do pilar através da adição de resina autopolimerizável da cor do dente à indentação do pilar da prótese.

Instruções de higiene oral:

- Cada paciente recebe instruções sobre como limpar os dentes do pilar e a prótese.
- As escovas de dentes de cerdas macias, as pastilhas reveladoras, o fio dentário e a terapia com pastilhas elásticas são utilizados

para manter a saúde gengival.

- Quando utilizada corretamente, a terapia com pastilhas elásticas é eficaz para condicionar os tecidos, e os doentes podem ser colocados em massagem com pastilhas elásticas após uma semana.

Higiene da sobredentadura:

- O doente é instruído para manter a sobredentadura limpa, retirando-a após cada refeição e escovando-a com uma escova de dentes de cerdas macias e sabão normal para as mãos.
    - No final da primeira semana de pós-operatório, o doente é instruído para remover a prótese quando se retira para dormir.
    - A sobredentadura provisória é um suporte de gel de flúor pronto a usar e as duas aplicações de um minuto de gel de fluoreto de fosfato acidulado seguidas de duas aplicações de um minuto de gel de fluoreto estanoso a 0,4% são repetidas durante todo o período pós-inserção.
    - As medidas de higiene oral são reforçadas durante todo o

período de cicatrização; caso contrário, a vida útil da sobredentadura pode ser afetada negativamente pela recaída do paciente nos hábitos anteriores de negligência oral.

Recolocação da prótese imediata:

- À medida que a cicatrização progride, o revestimento da sobredentadura provisória torna-se normalmente necessário para manter uma adaptação adequada dos tecidos. Este revestimento é efectuado da forma convencional, utilizando uma resina de revestimento auto-polimerizável.

Cuidados de acompanhamento:

- O paciente usa normalmente a sobredentadura imediata durante vários meses, quando utilizada como prótese provisória, mas durante vários anos quando utilizada como prótese definitiva.
- Ao longo do período, a resposta do paciente ao tratamento da sobredentadura e os esforços de higiene oral devem ser monitorizados periodicamente.
- Excelente cor e tonalidade dos tecidos, profundidades

creviculares mínimas, ausência de placa bacteriana nos pilares e na sobredentadura e mobilidade mínima são os sinais favoráveis relacionados com uma boa higiene oral.

❖ SOBREDENTADURAS REMOTAS

Uma sobredentadura remota é uma sobredentadura que não é transitória ou imediata. É normalmente construída para ser inserida numa altura "remota" após a remoção dos dentes naturais sem esperança. Embora a sobredentadura remota possa ser construída inteiramente em resina, são frequentemente utilizadas bases metálicas.

❖ SOBREDENTADURAS DE BASE METÁLICA

A sobredentadura de base metálica é uma prótese completa com uma base metálica fundida que é suportada e estabilizada por dentes naturais selecionados com contornos que são modificados para o efeito através da preparação e colocação de coifas.

Vantagens:

1. A prótese reforçada, sendo inerentemente mais forte, está menos sujeita a rupturas, o que é um problema por vezes com as próteses feitas com resinas de base convencionais (Rantanen e associados, 1971).

2. As sobredentaduras com base de prótese metálica, que são mais rígidas, resistem às alterações dimensionais associadas à polimerização das resinas da base de prótese e às forças funcionais da mastigação.

3. Os tecidos de suporte da prótese parecem responder mais favoravelmente às bases metálicas (McCracken, 1953). As observações clínicas demonstraram que as áreas gengivais críticas imediatamente adjacentes aos pilares melhoram frequentemente em termos de cor e tonalidade após a substituição de uma sobredentadura de resina por uma sobredentadura de base metálica.

4. Maior facilidade em manter a limpeza da base metálica e a transmissão efectiva das alterações térmicas através da base metálica (Applegate, 1955).

5. A base metálica é excelente para procedimentos de registo da relação da mandíbula. Estabilizada e eficazmente suportada por pilares, a base metálica permite registos precisos da base da prótese e, consequentemente, um maior sucesso da prótese.
6. O reforço da sobredentadura com uma base rígida de metal fundido adia significativamente a necessidade de um novo revestimento.

Desvantagens:

1. Principalmente económico, mas para os procedimentos clínicos e laboratoriais adicionais requerem um aumento do tempo e do custo do tratamento.
2. O revestimento apresenta mais problemas técnicos com uma base de prótese metálica do que com uma construída em resina, mas é viável.
3. A cicatrização adequada dos rebordos residuais antes da construção da base metálica adia significativamente a

necessidade de um novo revestimento.

4. Uma vez que as bases metálicas ocupam espaço, os moldes excessivamente espessos que interferem com o posicionamento dos dentes da prótese e dão um mau efeito estético são uma desvantagem.

Indicações:

1. As sobredentaduras com base metálica, sendo próteses mais definitivas, são indicadas para pacientes que respondem favoravelmente a uma sobredentadura provisória durante um período mínimo de 8 a 12 meses.
2. As sobredentaduras de base metálica são construídas para pacientes que têm a motivação e os níveis de higiene oral necessários para o sucesso e para pacientes que partem repetidamente as sobredentaduras provisórias de resina.

Contra-indicações:

1. Má higiene oral.

2. Falta de motivação.

❖ SOBREDENTADURAS PARCIAIS AMOVÍVEIS

Uma sobredentadura parcial removível superior pode ser feita para muitos pacientes, reduzindo alguns dos dentes remanescentes coronalmente para que a prótese possa ser fabricada sobre eles. Este método tem várias vantagens que a abordagem mais convencional não tem.

A relação coroa/raiz é melhorada. Os dentes que são móveis e têm um suporte ósseo mínimo podem ser retidos indefinidamente. Os procedimentos endodônticos nem sempre são necessários. Na presença de um envolvimento da furca, recomenda-se a hemisecção e a retenção de uma ou duas raízes, mantendo assim um tecido duro para suporte vertical.

Geralmente, o esquema oclusal fabricado com esta abordagem não só é superior a um com coroas e onlays, como também é menos dispendioso. Também é possível desenvolver uma estética mais agradável do que com métodos de tratamento alternativos.

Fabrico inicial

Frequentemente, um paciente precisa de próteses parciais removíveis, mas tem alguns dentes posteriores com mobilidade considerável e pouco suporte ósseo.

Por vezes, estes dentes podem ser reduzidos adequadamente sem terapia endodôntica. A área da base da sobredentadura parcial removível cobre os tecidos moles e as coroas dos dentes que foram reduzidos. Este método permite inibir a reabsorção do rebordo residual e, subsequentemente, o assentamento da base da prótese. Além disso, o paciente desfruta do conforto de morder ou mastigar numa superfície dura.

Um acessório como o acessório resiliente Gerber pode ser utilizado para reter uma sobredentadura parcial amovível. Isto elimina a necessidade de coroas com fixação de precisão ou grampos externos. Normalmente, o acessório resiliente Gerber é preferido para uma sobredentadura parcial amovível de extensão distal.

Quando os dentes anteriores estão muito erodidos ou desgastados, a prótese parcial removível pode ser fabricada sobre eles sem preparação ou restauração. O desenho da prótese parcial removível é simplificado, uma vez que os incisivos proporcionam as paragens verticais necessárias e actuam como retentores indirectos.

Alteração de próteses parciais removíveis existentes

Alguns dentes são sobrecarregados em vez de serem suportados por uma prótese parcial removível, o que resulta numa perda óssea frequente e numa mobilidade excessiva dos dentes. A desvitalização e a redução da coroa melhoram a relação coroa/raiz e o dente fica imediatamente imóvel. Os dentes tratados desta forma podem suportar uma sobredentadura parcial amovível durante muitos anos. Uma prótese parcial axistente pode ser alterada utilizando resina autopolimerizável e dentes de reserva para cobrir e restaurar as áreas afectadas. Para este efeito, pode ser utilizado o método de aspersão com resina autopolimerizável ou o método de frasco e enchimento com um ciclo de cura pelo calor.

❖ SOBREDENTADURAS IMPLANTO-SUPORTADAS

Com o advento dos implantes dentários, os benefícios e vantagens da utilização de uma sobredentadura tornaram-se uma realidade para os pacientes edêntulos. É realmente útil na arcada mandibular, uma vez que ajuda a preservar o rebordo residual e também aumenta a retenção e a estabilidade da prótese. Estudos demonstraram que a eficiência da mastigação melhora significativamente em comparação com as próteses completas convencionais e a perda óssea também é mínima.

Em 1989, Misch referiu 5 opções protéticas em implantologia dentária. As três primeiras são restaurações fixas e as duas últimas são próteses amovíveis.

- A RP-4 é uma prótese amovível suportada apenas por implantes.

- A RP-5 é uma prótese amovível suportada por tecido mole e implante.

Basicamente, existem dois tipos de sobredentaduras sobre implantes, dependendo do seu modo de suporte. O tipo retido por implante e suportado por tecido baseia-se principalmente no rebordo residual para suporte. As próteses retidas por implantes e suportadas por implantes não necessitam de vedação periférica, mas a periferia da prótese deve assentar em tecido mole para evitar a acumulação de alimentos por baixo da prótese.

As diferenças entre a fixação do dente ao osso e do implante ao osso explicam a diferença entre as sobredentaduras convencionais e as sobredentaduras com implantes. Esta diferença influencia a conceção do sistema de suporte. Foram utilizados vários tipos de implantes para suportar sobredentaduras, incluindo endósseos, transósseos e subperiosteais, dos quais a forma de raiz ou variedade endóssea é a mais popular. Em casos de mandíbulas severamente reabsorvidas, os implantes endósseos só podem ser colocados após a conclusão do enxerto e decorrido um período de 6-9 meses após o enxerto. A alternativa é optar por um sistema subperiosteal ou transósseo. A escolha de uma sobredentadura de implante depende dos desejos do doente, da disponibilidade e da localização, bem como da quantidade de osso, da oclusão oposta, da quantidade de espaço interarcos, da destreza manual do doente e de considerações financeiras.

INSTRUÇÕES PÓS-INSERÇÃO[2,42]

A gestão pós-inserção do paciente com sobredentadura requer um elevado grau de competência em termos de comunicação e motivação. Infelizmente, os aparelhos amovíveis podem ser parcial ou totalmente rejeitados.

Se as razões para a rejeição forem biomecânicas, como um erro nas relações dos maxilares, na forma do arco ou no plano oclusal, os problemas são fáceis de corrigir. Problemas psicológicos profundamente enraizados podem ser a razão pela qual as sobredentaduras não são usadas ou que os cuidados em casa e no consultório são descurados. Podem ser necessários profissionais em comportamento humano para consulta ou tratamento. Um dentista compreensivo pode muitas vezes resolver estas dificuldades.

Um dos maiores desafios do tratamento com sobredentadura é motivar o paciente para um bom tratamento em casa e para visitas regulares ao consultório. Alguns, receosos de perder os dentes que lhes restam, colaboram; outros respondem a um aconselhamento sincero e intensivo, e outros não colaboram de forma alguma. Estes pacientes devem ser identificados e tratados em conformidade.

INSTRUÇÕES DE HIGIENE ORAL:

O doente com sobredentadura deve receber instruções claras e concisas. Todos os pacientes devem receber instruções gerais sobre como cuidar das suas próteses e tecidos orais. Uma vez que os conselhos dados na cadeira são rapidamente esquecidos, os formulários de instruções escritas são os melhores. Os doentes não devem utilizar uma escova de dentadura rígida, porque pode ser demasiado abrasiva e um doente enérgico pode desgastar a prótese. Recomenda-se uma escova periodontal macia com cerdas flexíveis de ponta redonda. Um substituto da saliva pode ser útil quando o doente tem a boca seca.

A Academia de Prótese Dentária recomendou que, em geral, as dentaduras devem ser removidas à noite. É lamentável que estas instruções sejam dadas a todos os doentes sem ter em conta a idade e as circunstâncias sociais. A maioria dos doentes tem relutância em remover as dentaduras à noite. Assim, deve ser explicado ao doente um conjunto diferente de instruções, que também devem ser dadas por escrito.

1. Retire as suas próteses quando se preparar para tomar

banho ou duche.

2. Mergulhe as dentaduras numa solução de 1 colher de sopa de lixívia doméstica.

3. Após o duche ou o banho, escove os tecidos da crista durante um minuto inteiro com uma escova de dentes macia.

4. Utilizando sabão facial normal, escovar bem as dentaduras com uma escova macia.

CUIDADOS COM OS DENTES ADJACENTES

É evidente que uma boa higiene oral é um fator importante para o sucesso da sobredentadura. É colocada uma escova de dentes macia e multifacetada num ângulo de aproximadamente 45 graus e é utilizada uma ação vibratória para limpar os pilares e permitir que as pontas das cerdas entrem na fenda.

Outros métodos de limpeza do sulco são a utilização de fio ou fita dentária, ligadura de rolo ou gaze, fio de tricô macio de 4 camadas ou um palito montado no cabo da escova de dentes.

Para os pacientes que não têm a capacidade de utilizar estes métodos, outros métodos são dar ao paciente uma escova de dentes de criança com cerdas macias, a sua cabeça pequena e as cerdas curtas facilitam o acesso a todos os pilares.

O doente é instruído a utilizar pasta dentífrica fluoretada e uma técnica de "esfrega" vigorosa. Reeves (1976) recomendou esta técnica. A escova de dentes é segurada de modo a que as cerdas fiquem paralelas ao dente pilar. Um movimento vigoroso para a frente e para trás limpará as coroas curtas e permitirá que as cerdas entrem nas fendas gengivais. Conseguir-se-á uma melhor limpeza se os mesmos movimentos forem repetidos em ângulos diferentes. Depois de terminada a escovagem, a boca é enxaguada abundantemente. De seguida, coloca-se uma pequena quantidade de pasta dentária na taça de polimento e os dentes pilares são polidos com um movimento rotativo. Depois disto, a boca é novamente enxaguada. Este procedimento deve ser efectuado de acordo com os horários e hábitos do paciente. O encaixe da barra pode ser limpo com quadrados de calibre de 4 polegadas, utilizando-os para engraxar os sapatos.

COMPLICAÇÕES"[41]

Estudos demonstraram que as doenças periodontais e as cáries são os principais problemas associados à sobredentadura.

1. Cáries:

T paciente deve ser informado da possibilidade de cárie dentária, que pode afetar seriamente os restantes dentes. A utilização de coifas de ouro pode restaurar e proteger o dente, mas a superfície da raiz pode desenvolver cáries. A recessão gengival é comum e aumenta ainda mais o potencial de cárie. Se forem necessárias coifas devido a cáries extensas, raízes enfraquecidas por restaurações antigas, um índice de cáries elevado ou casos de fixação, é aconselhável esperar 3-6 meses antes de efetuar as coifas.

2. Higiene oral inadequada:

Os pacientes com prótese sobre dentes tendem a variar entre pacientes com uma higiene oral meticulosa e aqueles que nunca usam uma escova de dentes. Normalmente, os dentes pilares podem ser recuperados se forem efectuados tratamentos periodontais e protéticos e se forem iniciados e mantidos cuidados caseiros corretos.

3. Falta de exames regulares:

A necessidade de um exame periódico é provavelmente mais importante para o doente com sobredentadura do que em qualquer outra fase da prostodontia. As sequelas comuns que devem ser verificadas regularmente são o assentamento da base da prótese, que causa uma pressão excessiva nos tecidos gengivais dos dentes pilares. A utilização de uma pasta indicadora de pressão identifica facilmente estas áreas, e a correção é feita facilmente. Se este procedimento simples não for efectuado, a pressão contínua causará atrofia e perda da gengiva aderente. Isto pode ocorrer num período de tempo relativamente curto.

4. Alteração da relação da base da prótese com os dentes e o rebordo:

A base da prótese deve estar relacionada com os tecidos dos dentes e do rebordo para que o apoio seja simultâneo e uniforme. Sob carga funcional, a resiliência de um dente médio é de 0,1 mm e a crista alveolar é de 0,4 mm a 2 mm. É necessária uma técnica especial de reembasamento para os dentes pilares para obter um suporte uniforme.

5. Altura incorrecta do dente do pilar:

Se um dente pilar for insuficientemente reduzido, a mobilidade e o desconforto podem ser evidentes. Isto deve-se provavelmente a uma relação coroa/raiz desfavorável.

6. Quebra:

A quebra da base da prótese é um problema potencial. O desenho da sobredentadura é intrinsecamente fraco porque os pilares requerem indentações da base da prótese. A quebra é quase completamente controlada pela utilização de todos os dentes de resina e de uma resina de alto impacto para a base da prótese. Se necessário, as inserções ou bases fundidas evitarão sempre a quebra. As bases metálicas devem ser consideradas se o doente for um escovador constante ou um mastigador pesado.

DISCUSSÃO

A prótese preventiva enfatiza a importância de qualquer procedimento que possa atrasar ou eliminar problemas futuros. O conceito básico de sobredentadura requer a preservação dos tecidos duros e moles residuais.

As sobredentaduras proporcionam uma melhor função do que as próteses completas através de uma variedade de parâmetros, tais como a melhoria da força de mordida e da eficiência da mastigação e o aumento da velocidade do movimento mandibular controlado. O comprometimento desses parâmetros criado por uma condição edêntula é parcialmente mantido pela mera retenção de duas raízes dentárias.

As raízes retidas que suportam as sobredentaduras preservam o osso e minimizam o assentamento para baixo e para a frente de uma prótese, que de outra forma ocorre com a reabsorção do osso alveolar. A oclusão da sobredentadura é mantida em vez de se deslocar para a frente para simular a aparência de uma má oclusão de Classe III de Angle.

Devido à proximidade da prótese, a gengivite em torno da raiz do dente retido é mais prevalente, mas controlável. Com excelentes cuidados em casa e assistência profissional, as raízes sobrepostas podem ser mantidas a um nível de saúde semelhante ao dos controlos não tratados.

O sucesso do tratamento de sobredentadura depende da seleção adequada do acessório para cada caso particular. A seleção do acessório baseia-se no espaço bucolingual e interarcos disponível, na quantidade de suporte ósseo que se opõe à dentição, na experiência clínica, nas preferências pessoais, nos problemas de manutenção e no custo.

No futuro, parece haver um entendimento na comunidade dentária de que a prótese dentária completa irá diminuir. Com a disponibilidade de novos acessórios para sobredentaduras suportadas por dentes e próteses suportadas por implantes, parece haver um entendimento de que os dentistas já não terão de utilizar obsessivamente as técnicas mais meticulosas de moldagem e articulação edêntulas para ajudar os doentes a gerir as próteses completas em mucosas resilientes.

Assim, com o desenvolvimento do conceito de sobredentadura com novos acessórios e técnicas, a prótese dentária será encarada com muito entusiasmo.

CONCLUSÃO

Fazer qualquer coisa para diminuir a atrofia do processo alveolar ajudará a preservar a área de suporte da prótese para os últimos dias da vida do doente, uma vida prevista que é 20 anos mais longa atualmente do que era em 1900, e preservá-la para uma altura em que o doente mais precisa dela.

A utilização de dentes em vez de, ou para além do mucoperiósteo, impede o doente de "mastigar as gengivas", pelo menos durante algum tempo. Permite que as tensões da oclusão sejam suportadas parcialmente pelos dentes, reduzindo assim o abuso a que o processo alveolar e o mucoperiósteo são sujeitos quando as próteses são usadas. Ao reduzir o trauma nos tecidos da mucosa, a reabsorção do processo alveolar será menor. A manutenção biológica de um mecanismo neuromuscular, a articulação têmporo-mandibular e as estruturas de suporte da prótese podem ser melhor realizadas pelos dentes do que pelo mucoperiósteo.

A sobredentadura foi a última linha de defesa que conseguiu evitar que os pacientes ficassem desdentados. Os pacientes conseguiam mastigar melhor, as suas cristas não reabsorviam tão rapidamente e tinham próteses mais estáveis e retentivas do que as próteses completas convencionais.

A sobredentadura é uma excelente forma de tratamento. Os dentes que são utilizados para suporte e retenção são de importância crítica para a manutenção da saúde. Uma rutura na sua estrutura ou uma rutura no seu suporte periodontal anula imediatamente um conceito de sobredentadura.

Se quisermos ter sucesso, temos de controlar os factores que o comprometem. Se controlarmos a doença periodontal através de terapia periodontal e de cuidados domiciliários adequados, se controlarmos as cáries através de cuidados domiciliários e de proteção química, e se seleccionarmos os nossos pacientes de forma sensata, podemos estar relativamente seguros de um resultado bem sucedido durante muitos anos com os pacientes com sobredentaduras.

REFERÊNCIAS

1. **Ledger E.** Sobre a preparação da boca para a receção de um conjunto completo de dentes artificiais. Br J Dent Sci 1856; 1: 90.
2. **Winkler S.** Essentials of complete denture Prosthodontics, segunda edição, 2000, 384-402.
3. **Evans G. Um** tratado prático sobre coroas artificiais e trabalho de pontes. The S. S . White dental mfg co. Filadélfia.
4. **Essing C.** O Livro de Texto Americano de Dentisteria Protética. Lae e Febiger, Filadélfia. p439. 1986.
5. **Peeso F.** Crown and bridge work for students and practishners (Trabalho de coroas e pontes para estudantes e profissionais). Lea e Febiger, Filadélfia.
6. **Gilmore S.** Um método de retenção. Conselho de Ciências Dentárias. 1913; 1:18
7. **Neil's B**. Adaptação e prótese híbrida. J Prosthet Dent. 1955; 5: 811-24.
8. **Miller PA**. Próteses completas suportadas por dentes naturais. J Prosthet Dent. 1958; 8:924-928.
9. **Dolder E J**. A dentadura mandibular com articulação de barra. J Prosthet Dent. 1961; 11:689-707.

10. **Preiskel H W**. Acessórios pré-fabricados para próteses completas . Brit. Dent Practit. 1967; 123:161.

11. **Preiskel H W**. Uma técnica de moldagem para próteses completas de sobreposição. Brit Dent J. 1968; 124:9.

12. **Morrow R M**. et al. Dentaduras completas suportadas por dentes: Uma abordagem à prostodontia preventiva. J Prosthet Dent. 1969; 21:513-522.

13. **Howell F.** Retenção de osso alveolar por tratamento endodôntico de raízes. Seminário Anual do Grupo de Estudos Dentários U.S.C. do México 23, maio de 1970.

14. **Atwood D A**. Redução das cristas residuais: Uma entidade de doença oral importante. J. Prosthet Dent. 1971; 26: 266-279.

15. **Dodge C. A**. Prevention of complete denture problems by the use of overdentures. J Prosthet Dent 1973; 30:403-411.

16. **Morrow R M**. et al. Próteses totais provisórias suportadas por dentes. J Prosthet Dent. 1973; 30: 695-700.

17. **Mensor MC Jr**: Fixação *da* overdenture: Parte I. *J Prosthet Dent* 1973; 37(4):366

18. **Quinlivan J T**. Um acessório para dentaduras de sobreposição. J Prosthet Dent. 1974; 32: 256-261.

19. **Lord J L, Teel S**. A sobredentadura: seleção de pacientes, utilização de coifas e avaliação de acompanhamento. J Prosthet Dent. 1974; 32: 41-51.

20. **Pacer**. Discriminação da força oclusal por pacientes com dentaduras. J Am Dent Assoc. 1975; 83: 602-609.

21. **Warren AB, Caputo AA.** Transferência de carga para o osso alveolar influenciada pelo desenho dos pilares para próteses suportadas por dentes**.** J Prosthet Dent. 1975 Feb; 33(2) :137-48.

22. **Thayer H, Caputo A**. Effectsof overdentures on remaining oral structures. J Prosthet Dent.1977; 37(4):374.

23. **DeFranco RL.** Overdentures. Dent Clin North Am. 1977Abr;21(2): 37994.

24. **Glenn ER, Robert JS, Arnold RM, Knowles KI.** Molares hemiseccionados para suporte adicional de sobredentadura. J Prosthet Dent. 1977;38(1): 16-21.

25. **Crum RJ, Rooney GE**. Perda óssea alveolar em overdentures: um

estudo de cinco anos. J Prosthet Dent 1978; 40:610-13.

26. **Thayer HH, Caputo AA.** Transmissão de força oclusal por anexos de sobredentadura. *J Prosthet Dent* 1979; 41: 266-271.

27. **Moghadam BK, Scandrett FR.** Retenção magnética para overdentures. J Prosthet Dent. 1979 Jan; 41(1): 26-9.

28. **Derkson G, MacEntee M M**. Effect of 0.4 % stannous fluoride gel on gingival health of overdenture abutments. J Prosthet Dent. 1982; 48:2326.

29. **Parkinson CF.** Pilares endodônticos e próteses completas. J Prosthet Dent. 1982 Jun; 47(6): 600-2.

30. **Toolson L B. and Smith D E**. A two year longitudinal study of overdenture patients. part I: incidence and control of caries on overdenture abutment. 1978; 40: 486-49.

31. **Parel SM**. Overdentures na prática da prótese maxilofacial. Parte I: O doente com cancro. J Prosthet Dent. 1983 Oct; 50(4): 522-9.

32. **Ullo, C. A. e Renner, R. P**. Considerações sobre o desenho de uma sobredentadura parcial removível. Compend Contin Educ Dent.1084; 5:15-19.

33. **Renner RP.** O conceito de sobredentadura. Dent Clin North Am 1990;34: 593-606.

34. **Evans DB, Koeppen RG.** Acessórios de barra para overdentures com pilares não paralelos. J Prosthet Dent. 1992 Jul;68(1):6-11

35. **Kolodney H Jr, Holder R Jr, Gray WC.** Um índice fiável para o posicionamento correto de attachments de precisão numa sobredentadura existente. J Prosthet Dent. 1992 Mar; 67(3): 335-8.

36. **Langer Y. e Langer A**. Overdentures retidas na raiz: Parte I - Aspectos biomecânicos e clínicos. J Prosthet Dent. 1991; 66(6):784-9.

37. **Nelson DR, von Gonten AS.** Considerações bioquímicas e estéticas para a seleção do pilar da sobredentadura anterior maxilar. J Prosthet Dent. 1994 Aug; 72(2): 136-6.

38. **Ettinger R, Qian F**. Perda de dentes do pilar em pacientes com sobredentaduras. JADA,2004; 135: 739-746.

39. **Hug S et al**. Avaliação clínica de três conceitos de sobredentadura com dente, raízes e implantes: resultados de 2 anos. 2006. Int J of Prostho. 2006; 19(3): 236-243.

40. **Schuch C, de Moraes AP, Sarkis-Onofre R, Pereira-Cenci T, Boscato N.** Um método alternativo para o fabrico de uma sobredentadura suportada pela raiz: Um relato clínico. J Prosthet Dent. 2013 Jan; 109(1): 1-4.

41. **Zerb Bolender**. Boucher's Prosthodontic treatment for edentulous patients, décima edição, 521-533.

42. **Preiskel HW**. Acessórios de precisão em prótese dentária; sobredentaduras e próteses telescópicas. Vol. 2. Chicago, IL: Quintessence Publishing Co; 1985.

43. **White KC, Ramus DL**. Técnica de moldagem em duas fases para overdentures.1989; 61(4)l: 452-457.

44. **Mensor MC Jr**. Fixação da overdenture: Parte II. *J Prosthet Dent* 1978;39:16-20.

45. **Fenton AH**. A década das próteses sobredentadas: 1970-1980. J Prosthet Dent 1998; 79:31-36.

46. **Crum RJ, Loiselle RJ**. Oral perception and properioception: a review of 28: 215-30.

47. **Moghadam B K, Scandrett F R**. Retenção magnética para

overdentures. J Prosthet Dent. 1979; 41(1): 26-29.

48. **Pavlatos J.** A sobredentadura suportada pela raiz utilizando o acessório de sobredentadura Locator. Medicina Dentária Geral. 2002sept.

49. www.rhein83.com. acedido em 1st de maio.

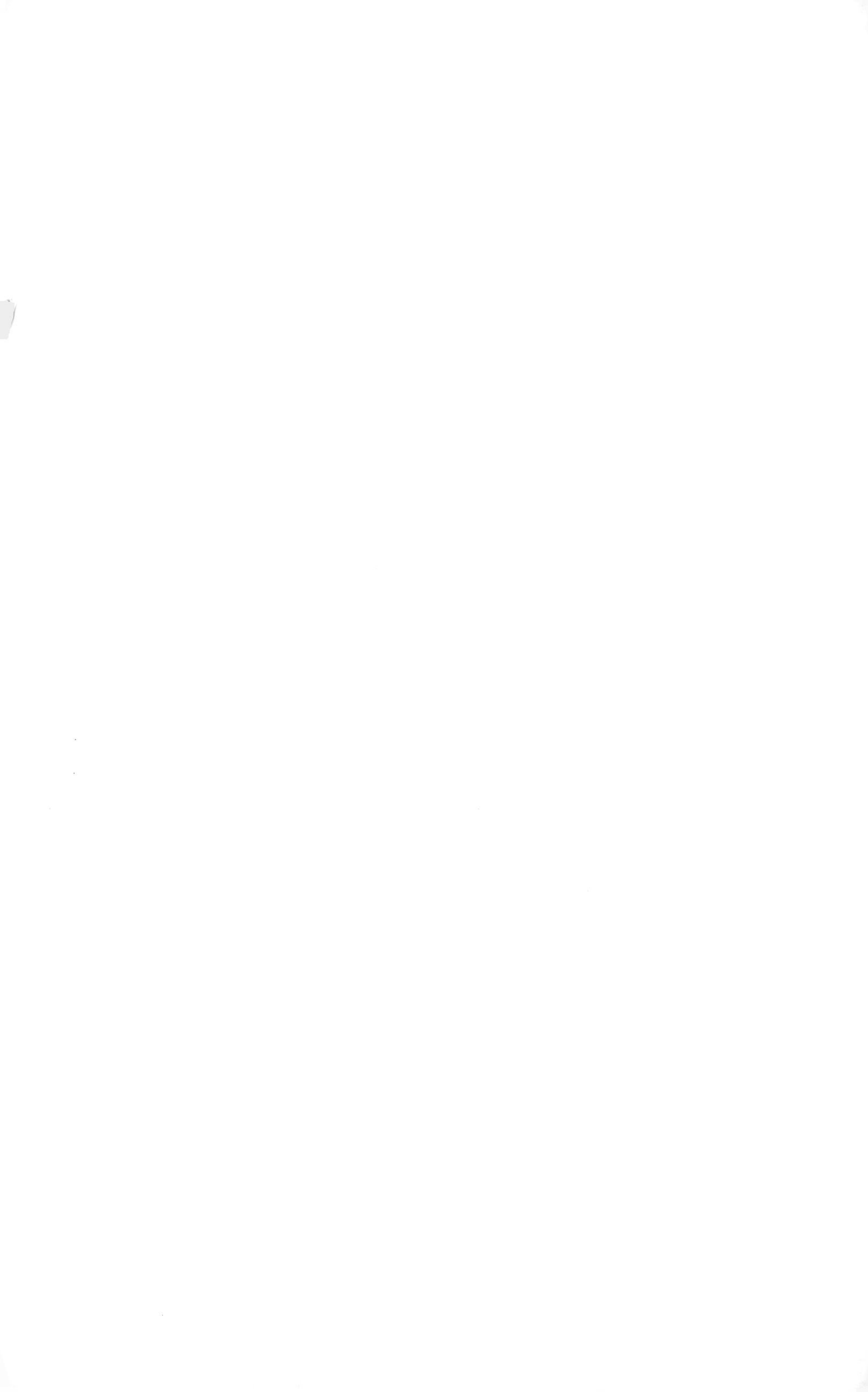

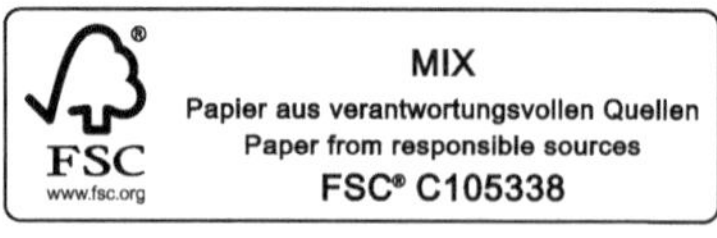

Printed by Books on Demand GmbH, Norderstedt / Germany